中成药超说明书使用循证评价

ZHONGCHENGYAO CHAOSHUOMINGSHU SHIYONG XUNZHENG PINGJIA

主 编 王永炎 林丽开

中国中医药出版社

·北 京·

图书在版编目（CIP）数据

中成药超说明书使用循证评价/王永炎，林丽开主编．—北京：中国中医药出版社，
2018.8（2020.5重印）

ISBN 978 – 7 – 5132 – 4794 – 8

Ⅰ．①中… Ⅱ．①王… ②林… Ⅲ．①中成药 – 用药法 Ⅳ．①R286

中国版本图书馆 CIP 数据核字（2018）第 044840 号

中国中医药出版社出版

北京经济技术开发区科创十三街 31 号院二区 8 号楼
邮政编码 100176
传真 010 – 64405750
廊坊市祥丰印刷有限公司印刷
各地新华书店经销

开本 787 × 1092 1/16 印张 11.75 字数 271 千字
2018 年 8 月第 1 版 2020 年 5 月第 2 次印刷
书号 ISBN 978 – 7 – 5132 – 4794 – 8

定价 59.00 元
网址 www.cptcm.com

社 长 热 线 010 – 64405720
购 书 热 线 010 – 89535836
维 权 打 假 010 – 64405753

微信服务号 zgzyycbs
微商城网址 https：//kdt.im/LIdUGr
官 方 微 博 http：//e.weibo.com/cptcm
天猫旗舰店网址 https：//zgzyycbs.tmall.com

如有印装质量问题请与本社出版部联系 (010 – 64405510)

中成药超说明书使用循证评价
编写指导委员会

中成药超说明书使用循证评价
编写委员会

编者单位

主编单位

中国中医科学院 武汉大学医院管理研究所

副主编单位

北京中医药大学 中国中医科学院

四川大学华西第二医院

编者单位

北京大学第一医院 陆军总医院

北京马应龙长青肛肠医院 清华大学玉泉医院

北京世纪坛医院 上海中医药大学附属曙光医院

北京天坛医院 首都医科大学

北京中医药大学 首都医科大学附属北京儿童医院

北京中医药大学第三附属医院 首都医科大学附属北京友谊医院

北京中医药大学东直门医院 四川大学华西第二医院

北京中医医院 天津中医药大学第二附属医院

长春中医药大学附属医院 武汉大学医院管理研究所

复旦大学附属华山医院 武汉大学中南医院

复旦大学附属肿瘤医院 银川市第一人民医院

广州中医药大学附属第一医院 浙江省中医院

河北省人民医院 浙江中医药大学

河北医科大学附属二院 中国人民解放军第三〇二医院

河南省洛阳正骨医院 中国人民解放军总医院

江苏省中医院 中国中医科学院

江西中医药大学 中国中医科学院广安门医院

辽宁中医药大学 中国中医科学院西苑医院

辽宁中医药大学附属医院 中日友好医院

序　言

中医药是中华民族优秀文化之瑰宝，为我国健康事业的发展做出了重大贡献。几千年来，中医药学凝结了我国劳动人民的智慧，形成了特色鲜明的医学理论及诊疗体系。随着"一带一路"等国家战略的出台，世界范围内对中医药的需求日益增长。我国历来重视中医药事业的发展，国家予以大力支持，为中医药的发展提供了广阔空间。中成药是中医药宝库里的一颗明珠，历久弥新，在医疗事业中发挥着越来越重要的作用，受到医学界的广泛关注。

中成药的使用应建立在充分辨证论治的基础上，无辨证和辨病用药常常是造成中成药不合理用药的重要原因。我国中成药不合理用药情况时常发生，交叉、混淆、泛化、异化、不合理的超说明书用药，不仅浪费了社会资源，还危害了人类健康与生命安全。超说明书用药面临着复杂的问题：一是我国现有诊疗技术规范仍不能满足临床需要；二是国内对超说明书用药的认识仍存在分歧。中成药说明书不规范、不完善的现状更增加了中成药超说明书使用问题的复杂性。

国家中医药管理局于2010年发布了《中成药临床应用指导原则》，对中成药的规范使用起到很大推动作用，但是针对中成药超说明书用药的相关法律法规尚未发布，超说明书用药仍缺乏规范有效的管理。目前，国内各方面专家在超说明书用药管理上尚未达成一致认识，司法实践中，药品说明书常常成为判断医师用药是否有过错的重要依据，因此，规范医疗服务中的超说明书用药行为，既有利于保障患者用药安全，同时也有助于规避医务人员的从业风险。基于这几点考虑，本书编委会发起了中成药超说明书使用的整理与循证评价工作，希望为同行提供有价值的参考。

本书分为基础篇和评价篇。基础篇阐释了中成药文献证据等级评价原则与方法，以及循证医学对中成药超说明书使用评价的价值、原则和方法。评价篇针对来自临床实践的中成药超说明书使用范例，提供证据并予以评价，具有真实性和实用性。参与编写本书的40多位作者均为来自全国知名三甲医院的临床专家、药学专家，他们携手攻关、团结协作，希望在中成药超说明书使用的乱象中注入一股清流，梳理出一条循证循理的思路。本书的尝试，在探索超说明书用药管理规范化道路上迈出了关键一步。

中国中医科学院首席研究员

翁维良

2018 年 1 月

前　言

　　药品说明书是明确记载药品重要信息的法定文件，是选用药品的法定指南。药品说明书的内容应包括药品的品名、规格、生产企业、药品批准文号、产品批号、有效期、主要成分、适应证或功能主治、用法用量、禁忌、不良反应和注意事项，中药制剂说明书还应包括主要药味（成分）性状、药理作用、贮藏等。超说明书用药又称"药品说明书外用法""药品未注册用法"，是指药品使用的适应证、剂量、疗程、途径或人群等未在药品监督管理部门批准的药品说明书记载范围内的用法。临床实践中，不合理的超说明书用药不仅危害人类健康与生命安全，同时给医务人员带来法律风险。

　　医学是实践科学，药品说明书的内容更新往往滞后于医学实践发展，超说明书用药正是医学实践发展与说明书更新滞后这一矛盾下的产物。目前我国尚无对超说明书用药进行明确规定和管理的法律法规，但合理的超说明书用药在临床治疗中发挥着不可或缺的作用，以美国为代表，FDA 通过相关文件确认了超说明书用药的合法性同时也加以限制。中成药在超说明书用药方面有其特殊性：一是中成药的使用应建立在充分辨证论治基础上，部分中成药超说明书使用是以辨证为依据的；二是部分中成药药理机制不明确，开展药理研究相对困难，现有说明书内容不规范、不完整，造成超说明书用药。实际临床中，深入分析病因病机、充分辨证辨病而采用的符合患者病情的超说明书用药具有现实合理性。尽管如此，因缺乏科学依据的超说明书用药导致临床上不合理用药的现象同样不可忽视。

　　循证医学理念引入我国已有 20 年，其学科领域已从经典的"临床医学实践模式"拓展到"临床医学决策和管理方法学"，再到"决策和管理方法学"及"知证决策"，系统透明地获取、评价、使用证据的方法已贯穿到知证决策的全过程，也为中医药的发展提供了契机。因此，从证据角度重新审视中成药，借鉴已有的临床证据等级体系开展中成药循证评价十分必要。利用循证医学理论及方法，对中成药超说明书用药进行科学有效的评价，为临床提供参考，是避免不合理的中成药超说明书用药的有效途径之一。

　　基于此，本书系统介绍了中成药循证评价的意义、价值，以及适用中成药文献的证据评价体系，对中成药超说明书使用证据进行了客观判断，使读者在阅读后清晰地理解中成药循证评价过程以及各种证据的优缺点。通过前期对国内中成药超说明书使用情况的调查、汇总、整理、分类，本书筛选出 60 种临床常用中成药超说明书用法，进行循证检索并对证据进行详细评价说明，经由国内知名中医药专家给出临床推荐等级，以保障本书的质量及临床指导意义，来源于临床，服务于临床。

　　需特别指出的是，尽管本书所有作者倾尽心力，力求内容详实准确，但水平有限，不当之处在所难免，敬请广大读者指正批评。尤其【证据说明】中收录的临床研究文献普遍存在样本量小、临床试验注册登记信息不明、伦理委员会审查情况不明等问题，【文献方法学质量评价】中各评价工具条目判定结果也多为不清楚或不充分，这也是目前我国中成药临床试验中普遍存在的问题。因此，本书在探索为临床医师判断中成药超说明书用法提供科学有效的参考依据的同时，若能间接为推动我国中成药临床试验规范化、科学化尽一份微薄之力，也是本书的价值所在。

编者
2018 年 4 月

目 录

基础篇

评价篇

基础篇

第一章　问题与挑战

第一节　中成药的发展历程

一、古代

中成药有着悠久的历史，中医药典籍中记载的成方经过历代医家不断研发、应用和积累，逐步演变发展形成了今天丰富多彩的中成药。

中成药的起源可以一直追溯到夏商时期，文字记载中最早出现的酒剂，被看作是中成药的雏形。春秋战国时期医书《五十二病方》载方283首，出现了丸、饼、曲、酒、油膏、丹、胶等多种剂型。《黄帝内经》收载的13首方剂中有9首是中成药，使用了丸、散、膏、丹、酒醴等剂型。我国现存最早的药学专著《神农本草经》记载："药性有宜丸者，宜散者，宜水煎者，宜酒渍者，宜膏煎者，亦有一物兼宜者，亦有不可入汤酒者，并随药性不可违。"充分说明了中药剂型的多样性。成书于东汉末年的《伤寒论》集汉以前方剂之大成，创造性地确立了辨证论治原则，奠定了理、法、方、药的理论基础，同时系统地论述了汤剂、栓剂、浸出制剂、丸剂、散剂、酒剂等剂型的配制及应用原则，无论是方药品种还是剂型种类，均有了长足的发展。《伤寒论》所载的经方疗效显著，应用广泛，今天仍然备受推崇，方药使用的"丸""散"剂型也沿用至今，如《伤寒论》中的五苓散、理中丸、乌梅丸等，《金匮要略》中的肾气丸、大黄䗪虫丸等。

唐代医家孙思邈集毕生精力所著的《备急千金要方》《备急千金翼方》总结了唐代以前的医学成就，对中成药发展做出了巨大贡献。其记载的多种成药为后世熟知，如治白内障的磁朱丸、治热闭证的紫雪等，经久不衰。宋代是方剂学繁荣大发展时期，出现了《太平圣惠方》《太平惠民和剂局方》《圣济总录》这样规模宏大的官修方书，其中收载的中成药大多沿用至今，如牛黄清心丸、槐角丸、小活络丹、逍遥散等。

明清时期方剂学重大发展，除了著作庞大、方书众多，还体现在对理法方药的深入研究上。张景岳所著的《景岳全书》就是其中的杰出代表之一，该书以八阵分类，所记载的一些成药中，有一些已成为后世临床常用药品，比如在肾气丸、地黄丸基础上化裁出补肾阳的右归丸、补肾阴的左归丸，以及人参健脾丸、八珍益母丸等。

二、现代

辛亥革命后，受西方文化中心论和西医药学的影响和冲击，传统医药学的发展一度遭受压抑、贬斥、摧残，但因中药的确凿疗效和良好声誉，仍在人民群众的心目中占有重要的地位。中华人民共和国成立后，政府高度重视中医药事业的继承和发扬，并制定了一系列相应的政策与措施，中成药也焕发出勃勃生机。自开展中西医结合研究以来，又有一大批新的中成药问世，剂型方面除了传统的丸散膏丹之外，又发展了水针剂、口服液、颗粒剂、喷雾剂等新型制剂，为中成药注入新的活力。近年来研制的中药注射液，如醒脑静、清开灵、生脉注射液等，针对急危重症改变了中药给药途径，显著提高了疗效，使中成药在急救方面发挥了重要作用，是 20 世纪的创举。颗粒剂、口服液、片剂、胶囊等剂型的研制，省去了煎药的耗时费力，具有服用方便、携带方便的优点。也提高了疗效。

三、大数据时代

虽然中成药优点突出，但仍有如下种种有待解决的难题：防治疾病机制阐释不清，中药方剂中起治疗和预防作用的成分、化学结构、剂量很难确定，药物的生物利用度无法监测，代谢成分很难跟踪评价等。这些难题严重阻碍了传统医药产业的发展。随着第二次量子革命合成生物学与大数据时代的到来，中成药有了新的研究方向，多基因整合的网络药理学疗效机制研究与大数据思维提供了新的研究方法，即不再以随机样本代替整体、不再追求少量个体的精确度、不再执着于事物的"因果关系"，而是认为对数据整体的近似把握相比对少量个体的精准把握更有价值，这与中医药理念具有一定的互补性。

近年来很多中药注射剂开展的真实世界研究就是强调在临床实际用药情况下的药品安全性、有效性及经济性评价，即通过"真实世界样本"来反映真实世界总体。再如循证医学的系统评价/Meta 分析，通过全面收集并整合单一、相似研究文献，以获取更高级别的研究证据。此外，中成药二次开发也是大数据时代中成药发展的一个重要方向，中成药二次开发不完全等同于上市后再评价，它是上市后再评价的延伸，是一个较前者内涵更为丰富的过程，是一个再评价后一定要实施研究并取得成果的过程。运用大数据的理论及其研究方法整理和挖掘中医药宝库，将给中医药领域带来前所未有的机遇和挑战。

第二节　中成药药品说明书现状

一、中成药的特殊性

中成药是在中医药理论指导下，以中药饮片为原料，按规定的处方和标准制成的具有一定规格的剂型，可直接用于防治疾病的制剂。中成药充分发挥了中医"药有个性之特长，方有合群之妙用"的特色优势，具有双向调节多组分、多靶点、协同作用的特点，在防治病毒性流感、手足口病与心脑血管疾病、恶性肿瘤等慢病中发挥了独特的作用。随着中成药在临床上使用的日益增多，逐渐暴露出自身的一些问题：先期获批上市的中成药药效物质不明确、作用机制不清楚、副作用及不良反应尚不明确、注意事项尚待研究、药动学研究尚不完善；大部分中成药针对"证"而非"症"，使用须辨证用药，往往出现同病异治、异病同治的情况。从临床治疗的合理有效来看，中成药固定的组方和剂型在为临床使用带来便捷的同时，也在一定程度失去了随证加减的灵活性。于是，在各种复杂疾病的治疗过程中，中成药超说明书用药的情况时有发生。

二、中成药说明书存在的问题、原因及解决方法

（一）中成药说明书存在的问题及原因

1. 中成药说明书项目内容不完整　西药说明书中"药物相互作用""禁忌证""不良反应""注意事项"等有关药品的安全信息都有详尽的描述，有的甚至连"毒理作用""药理作用""临床试验"等资料也一应俱全，而此类药品安全性相关信息在中成药说明书中往往缺失。中成药成分复杂，进行不良反应、禁忌等项目的观察与试验极具难度，因此，我国《中药、天然药物处方药说明书撰写指导原则》中在警示语、孕妇及哺乳期妇女用药、儿童用药、老年用药、药物相互作用、临床试验、药理毒理、药代动力学等项目下仅规定"如未进行该项研究，可不列此项"。

2. 中成药说明书用语表述不规范　《药品说明书和标签管理规定》《中药、天然药物处方药说明书撰写指导原则》《关于印发非处方药说明书规范细则的通知》等文件指出"说明书的文字表述应客观、科学、规范、准确、简练""非处方药说明书的用语应当科学、易懂，便于消费者自行判断、选择和使用"。中成药说明书用语表述不规范现象比较常见，主要表现在功能主治、适应证与用法用量的表述上。有些说明书将功能主治与药理作用相混淆；有些非处方中成药说明书功能主治用语专业性较强，不利于消费者自行阅读与理解。在"用法用量"上，患者年龄的描述过于宽泛，缺乏合理界定，导致药品用量的大小悬殊，失去了实际的指导意义。2011年，一份来自国家食品药品监督管理总局药品审评中心的意见显示，中药新药申报过程中存在的最主要问题是：适应证定位范围过宽，包括了不同发病机制、不同临床表现的多种疾病或一类疾病的多种情况。已经上市的中成药也普遍存在适应证宽泛、个性不突出的问题。另外，组成成分相同而使用不同名称的中成药，说明书表述的功能主治不尽相同，易造成临床重复用药和不合理用药。

3. 中成药说明书修订不及时　药品上市前研究的病例较小，研究时间短，试验对象、年龄严格控制和研究目的单一，使得上市药品安全性信息和适应证不可能完整。随着药品上市，临床应用经验的增加及临床试验验证，药品的适应证和功能主治都会有可能发生改变。而部分中成药生产企业不太注重药品信息的收集与更新，不能及时将新信息加入说明书中向国家药典会申报补充，使中成药用药存在安全风险和隐患。

（二）解决方法建议

1. 完善法律依据　药品立法部门与监管部门应在充分了解中成药当前市场和用药情况后，对现有的法律文件及时进行规范，以适应现今中成药的发展现状。此外，我国现行有关中成药药品说明书的法律文件大多数位于规章之下，等级较低，普适性也较弱。国家有必要制定单独的法律法规对中成药药品说明书进行约束。在制定法律法规时，要依靠法学专家、医学和药学专家，以及中成药生产企业代表等对立法草案进行认真研究和讨论。

2. 严格规范项目内容　鉴于中成药成分复杂，进行不良反应、禁忌等项目的观察与试验极具难度，因而《中药、天然药物处方药说明书撰写指导原则》等法律文件多次提到：如未进行该项研究，可不列此项；尚不清楚，可在该项下以"尚不明确"表述。建议适当修改此类规定，加强对中成药说明书内容管理，要求企业在说明书中对药物警示语、特殊人群用药、药物相互作用、临床试验、药理毒理、药代动力学等内容进行表述，提示急救措施，为使用者提供参考依据，实现中成药说明书的真正价值。

3. 药品生产企业应及时修改说明书　新药试验由于科研力量或者试验环境等有限性，很难掌握全部有效信息。药品上市后，生产企业应主动、积极跟踪其安全性和有效性情况，尽快根据最新信息更新、修订原有说明书内容，并根据最新指南规范说明书语言。中成药生产企业应本着严谨的态度，怀着高度的责任感，积极主动地保证药品说明书内容的科学性与完整性，建立健全中成药信息收集与反馈机制，做好深入研究与分析工作，加强并细化中成药的相互作用研究。中成药生产厂家和各医疗机构应持续开展中成药不良反应的监测和信息收集工作，重视药品被广泛应用后的疗效评价和不良反应收集工作，对说明书进行及时的修订。药品监督管理部门亦应对此加强监管，加强药品说明书的审核，使中成药药品说明书及时得到修改和补充。

参考文献

[1] 马继兴. 马王堆古医书考释 [M]. 长沙：湖南科学技术出版社，1992.

[2] 黄帝内经素问 [M]. 北京：人民卫生出版社，1983.

[3] 顾观光重辑. 神农本草经 [M]. 北京：人民卫生出版社，1955.

[4] 朱圣和，陈建裕. 中成药商品学 [M]. 北京：人民卫生出版社，2001.

[5] 金世元. 中成药发展的历史脉络 [J]. 首都医药，2003 (13)：44 − 45.

[6] 沈桂香. 中成药现状及开发思路探讨 [J]. 时珍国医国药，2001，12 (11)：1015.

[7] 张振，周毅，杜守洪，等. 医疗大数据及其面临的机遇与挑战 [J]. 医学信息学杂志，2014，35 (6)：2 − 8.

[8] 任德权. 真实世界研究、GCP 和风险最小化 [J]. 中国中药杂志，2012，37 (18)：2681 − 2682.

[9] 王永炎，王忠. 中成药二次开发的意义与对策 [J]. 中国药学杂志，2010 (10)：721 − 723.

[10] 阮广新，何淑妍. 医院中成药处方点评标准的探讨 [J]. 海峡药学，2015 (3)：209 − 211.

[11] 董欣，石悦. 中成药药品说明书的现状调查分析 [J]. 中国中医药信息杂志，2015，22 (3)：117 − 120.

[12] 国家药品监督管理局. 关于印发中药、天然药物处方药说明书格式内容书写要求及撰写指导原则的通知 [S]. 国食药监注 [2006] 283 号. 2006 − 06 − 22.

[13] 国家食品药品监督管理局. 药品说明书和标签管理规定 [S]. 2006 − 03 − 15.

[14] 国家药品监督管理局. 关于印发非处方药说明书规范细则的通知 [S]. 国食药监注 [2006] 540 号. 2006 − 10 − 20.

[15] 刘炳林. 从临床角度看中药新药适应证的定位 [J]. 中药新药与临床药理，2011，22 (2)：26 − 227.

第二章　中成药超说明书使用与循证评价

第一节　中成药治疗特点

　　辨证用药是中医辨证论治的精髓，它贯穿于中医治疗疾病的全过程。中成药是在中医理论指导下组方制成的，当然在使用过程中也必须遵循辨证用药原则。辨证用药即依据中医理论，辨别、分析疾病的证候，根据证候来确定具体治法，再依据选择的治法，选定适宜的中成药，辨证用药是中成药应用的主要原则。随着中药现代化发展，中成药研究注重与现代药理药效研究相结合，在尊崇传统病证的基础上，开展了现代药理药效的研究，以及中药注射剂有关现代病症的研究，临床上对一些症状明确的疾病进行辨病治疗。辨病用药是针对中医的疾病或西医诊断明确的疾病，根据疾病特点选用相应的中成药。临床使用中成药时，可将中医辨证与中医辨病相结合、西医辨病与中医辨证相结合，选用相应的中成药，但不能仅根据西医诊断选用中成药。科学合理的辨证与辨病是中成药治疗的关键，只有这样才能突出中医药的优势和特色，使药效得到完全发挥，不良反应降至最低，从而起到最佳的治疗效果。

第二节　中成药超说明书使用文献评价的特殊性

　　中成药超说明书使用与西药相比有其一般性和特殊性。一般性是指超说明书用药存在法律风险，尽快规范中成药说明书、建立药品未注册用法相关法律法规是规避风险的根本性措施。特殊性是指与西药超说明书用药的潜在危害不同，中成药的超说明书使用可能是具有潜在风险的未知新用法，也有可能是符合中医辨证论治原则但未写入说明书的功效主治。在临床用药中，超说明书用药可能是医师对处方用药存在模糊性和随意性造成的，也可能是医师深入分析病因病机而做出的真正适合患者病情的治疗。因此，中成药超说明书用药的真实情况更为复杂。医学治疗一直就是权衡利弊的决策过程，超说明书用药虽然存在风险，但同时也可能是最适合的治疗选择，有其合理性。由于中成药超说明书使用的特性，再加上企业对利益的追求，形成了现阶段超说明书用药的现实复杂性。

　　循证医学文献证据等级是循证评价的基础，要说明中成药的有效性、安全性，光靠中医理论是不够的，必须寻找其有效性及安全性方面的最佳证据。我国中成药循证文献水平参差不齐，严格按照化学药的循证文献等级进行划分，不能够全面科学地反映中成药的特点。因此，应结合中成药特点和当前临床研究现状，建立符合中成药超说明书用药的循证评价方法。

参考文献

[1] 国家中医药管理局医政司. 中成药临床应用指导原则 [S]. 2010.
[2] 金锐, 王宇光, 薛春苗, 等. 中成药处方点评的标准与尺度探索（四）: 适应证不适宜 [J]. 中国医院药学杂志, 2015 (13): 1161 - 1167.
[3] 濮润, 耿向楠, 信枭雄, 等. 基本药物中成药的循证文献特征研究 [J]. 中国药学杂志, 2012 (14): 1164 - 1167.

第三节　循证评价在中成药临床应用中的价值

一、中成药临床应用中的问题

随着现代中药制剂技术的迅速发展，中成药的品种和新剂型不断增多，中西药的合理联用起到协同作用，增强了疗效，使得中成药在临床上的应用日益广泛，然而问题也进一步暴露。

1. 辨证不充分　运用中成药而不重视辨证论治的现象在西医临床中经常出现，甚至有的中医医师也犯同样的错误。这种做法不仅影响患者治疗，使原本疗效确切的药物不能发挥应有效果，而且药品误用也造成了资源浪费。比如治疗感冒未辨明属风寒还是风热，均用羚羊感冒片、银翘解毒片等风热感冒的药物；治疗咳嗽不辨寒热虚实，都用川贝止咳露、急支糖浆等清热化痰止咳药。

2. 用法用量不当　长期以来，人们一直认为中成药无毒副作用，不存在剂量限定，可以随便服用或随意加大剂量，如门诊处方将维 C 银翘片用量加大的现象时有发生，维 C 银翘片含有的对乙酰氨基酚，服用过量易导致肝损害等不良反应。再如牛黄解毒片中雄黄含有二硫化二砷，毒性较强，过量使用会增加砷在体内的蓄积，导致药物过量甚至中毒。

3. 配伍不当　临床上为了获得最佳的治疗效果，常将中成药与其他药物联用。然而，中成药成分复杂，在与其他药物尤其是与西药配伍应用时应谨慎对待。配伍合理往往能协同起效，提高疗效；若使用不合理，则可能产生不良反应，药物之间产生拮抗，影响疗效，增毒减效。①产生拮抗作用，使疗效下降：如具有较强抗菌作用的双黄连口服液、穿心莲片等清热解毒类中成药，与活菌制剂双歧杆菌三联活菌胶囊、乳酶生等合用，前者可抑制后者活菌的活力；②产生酸碱中和反应，使药效减弱：如含有机酸的六味地黄丸、乌梅丸、山楂丸等与碱性药胃舒平、碳酸氢钠、氨茶碱、磺胺等合用，易发生酸碱中和，使疗效下降，酸性增加易使磺胺在肾小管中析出结晶；③形成难溶物质，降低疗效：如牛黄解毒片、三黄片等均含鞣质，与抑制胃酸的抗溃疡药胃舒平、氢氧化铝凝胶或与治疗缺铁性贫血的药物如葡萄糖酸亚铁、硫酸亚铁片等含有大量金属离子药合用，鞣质与金属离子在胃肠道合成难以吸收的沉淀物，从而降低疗效。

4. 中药注射剂使用不当　受中药的来源、储存、提取工艺等多种因素的影响，在中药注射剂使用中很容易引起过敏反应。有数据统计显示，70% 的中药注射剂不良反应都是临床不合理使用造成的，其中溶媒的选择、药品之间的联用、使用剂量、静脉点滴速度等的使用不当出现较多。

二、循证评价在中成药临床应用中的价值

当前多学科交叉已经成为大势所趋，如何充分考虑中医药自身特点，同时又汲取和应用现代医学科研的理论、方法和手段来推动中医药临床学科的继承发展，提高临床诊疗水平，是极富意义和挑战的课题。

针对中成药临床使用中所出现的问题，除了相关卫生部门加强监督管理外，我们更应按照循证医学的思维，通过系统收集文献、评价药物研究的证据来获知药物的有效性、安全性及经济学等资料，评价药物在合理用药方案中的作用，以此作为临床药物治疗应用的决策依据。

中成药临床应用的循证评价是规范中成药合理使用的重要手段。加快推进循证中医药学的发展，建立既符合现代生命科学要求、又突出中医药特色的中成药循证评价体系，有利于促进中医药现代化、国际化进程，提高中医药国际影响力与竞争力。

从目前中成药临床应用研究来看，许多公开发表的论文或多或少存在方法学方面的问题。如研究设计与报告的质量不高；随机方法应用不当；两组基线缺乏可比性；大样本、多中心以及严格随机对照的临床试验缺乏；试验观察指标不明确等。这些研究结果无论是证候或是疗效判断指标都难以达到规范化和量化，报告的疗效可重复性低，评价疗效指标多为临床症状等"软"指标，缺乏长期随访所获得的终点"硬"指标（如病死率、致残率等）。这些问题均影响了研究结果的可靠性，其试验的科学价值很难得到国际认可。因此，对中成药的临床应用进行循证评价，进一步规范中成药合理使用非常必要。

参考文献

[1] 曹蔚欣，金锐，鲁红，等. 中成药处方分析与合理用药 [J]. 中国医院用药评价与分析，2013，13（9）：777－779.

[2] 梁锦芬. 我院中成药临床不合理应用的现状分析与对策 [J]. 临床合理用药，2016，9（3）：91－92.

[3] 梅全喜，曾聪彦. 中药注射剂安全合理使用之道 [J]. 药品评价，2010，7（14）：10－14.

[4] 刘建平. 中医药临床试验的方法学问题与挑战：循证医学的观点 [J]. 中西医结合学报，2006，1（4）：1－6.

第三章 临床证据等级体系与中成药循证评价

第一节 临床证据等级体系的内涵

循证医学（evidence-based medicine，EBM）的产生和发展给 21 世纪的医学界带来了巨大影响。"慎重、准确和明智地应用目前所能获得的最好研究证据来确定患者的治疗措施"的决策理念已逐渐深入到医学各个领域，并在诸多非医学范围内流行。

证据是 EBM "三要素"（最好的研究证据、医师的经验、患者价值观和意愿）之一，也是 EBM 的基石，其核心内容就是围绕如何获得、产生、评价和合理使用证据。随着 EBM 理念的传播普及和方法学的发展完善，证据已成为临床实践、指南制定及更新、政府卫生决策的重要依据。同时，对证据的认识也不断发展。有研究者从其内涵入手，将证据定义为经过系统评价后的信息，指出其特点之一是动态，强调当前最佳，不断更新；二是指导性强，强调信息只有经专业团队采用科学方法加工后才能构成证据。因此，高质量证据应该具备科学和真实、系统和量化、动态和更新、共享和实用等共同特征。但是能同时满足这些特点的证据寥若晨星；而充斥在各种出版物上被人们误认为是"证据"的信息却很多。面对海量信息，按照事先确定的标准经科学评价后严格分级，才能快速筛选出有用信息以指导决策，而未经处理或评价的信息不能成为令人满意的、有用的证据。证据只有经分级后才能被更科学合理地利用。因此，面对不同来源的证据应进行评估、分级，确定证据质量高低，最终恰当地使用证据指导决策。

第二节 临床证据等级体系的历史演化及介绍

研究证据分级的思想始于 20 世纪 60 年代，由美国两位社会学家 Campbell 和 Stanley 提出，用以评价教育领域部分原始研究的设计，将随机对照研究的质量定为最高，并引入内部真实性和外部真实性的概念。此后研究证据的系统分级理念逐渐受到重视，相应标准及方法也陆续出现。到目前为止，其历史演进可概括为以下三个阶段。

一、第一阶段

随着国际临床流行病学产生和发展，以及相应医学科研方法的成熟，研究人员开始尝试对临床研究证据进行分级，并提出研究证据优于专家经验。这一阶段代表性的证据分级标准包括 CTFPHE（Canadian Task Force on the Periodic Health Examination）标准、ACCP（The American College of Chest Physicians）标准。

1. CTFPHE 标准　1979 年，加拿大定期体检特别工作组（Canadian Task Force on the Periodic Health Examination，CTFPHE）首次基于试验设计，将证据分为三级（表 3-1、3-2）：设计良好的（randomised controlled trials，RCT）级别最高，专家意见级别最低。将推荐强度按证据级别分为支持和不支持两类，每类又分"充分""尚可"和"缺乏"三级。据此对 78 种体检项目——列出相应证据的质量等级和推荐强度，不仅提高了决策的科学性，也大大方便了体检医师的工作，单行本发行超过 4 万册。此后 20 年，几乎所有分级标准都在此基础上扩展和延伸。但该标准未将推荐意见与证据级别对应，且未考虑以下几点：①小样本、低质量的 RCT 是否属于 I 级证据；②结果互相矛盾的 RCT 是否仍属于 I 级证据；③高质量观察性研究是否仍属于 II 级证据。

表 3-1　1979 年 CTFPHE 标准的证据分级

证据级别	定义
I	至少 1 项设计良好的随机对照试验
II-1	设计良好的队列或病例对照研究，尤其来自多个中心或研究组
II-2	比较了不同时间、研究地点的证据，无论有无干预措施，或重大结果的非对照研究（如 1940 年代青霉素的应用）
III	基于临床研究、描述性研究或专家委员会的报告，或权威专家的意见

表 3-2　1979 年 CTFPHE 标准的推荐强度

推荐强度	定义
A	定期体检中支持考虑该疾病的证据充分
B	定期体检中支持考虑该疾病的证据尚可
C	定期体检中支持考虑该疾病的证据缺乏
D	定期体检中不考虑该疾病的证据尚可
E	定期体检中不考虑该疾病的证据充分

2. ACCP 标准　1986 年，CTFPHE 成员之一，David Sackett 针对 1979 年标准的以上不足，撰文提出了证据的五分法（表 3-3），首次对 I 级证据的 RCT 定义了质量标准，即大样本 RCT（I、II 型错误都较低）优于小样本 RCT（I、II 型错误都较高），且将证据质量与推荐强度的等级一一对应，即高质量证据推荐强度也高。该标准简洁明了，更适于指导临床医师，但未区分队列研究与病例对照研究，也未纳入专家意见。后来 Gordon Guyatt 及 Deborah Cook 等分别于 1992 年、1995 年、1998 年、2001 年和 2006 年不断修改完善，使该标准成为一套完整独立的系统，用以指导美国胸科医师学会（The American College of Chest Physicians，ACCP）抗血栓药物的使用。

表 3 - 3　1986 年 ACCP 标准的证据分级及推荐强度

证据级别	定义	推荐强度	定义
Ⅰ	有确定结果的大样本 RCT（Ⅰ、Ⅱ型错误都较低）	A	至少 1 项Ⅰ级试验支持
Ⅱ	结果不确定的小样本 RCT（Ⅰ、Ⅱ型错误都较高）	B	至少 1 项Ⅱ级试验支持
Ⅲ	非随机的同期对照试验	C	只有Ⅲ、Ⅳ、Ⅴ级证据支持
Ⅳ	非随机的历史对照试验		
Ⅴ	无对照的系列病例报道		

二、第二阶段

此阶段的证据分级系统逐步发展，分级标准和方法日趋成熟，各国（美国、英国、荷兰、新西兰、澳大利亚等）先后在本国临床指南中予以引入或修订。代表性的分级标准包括 AHRQ（Agency for Healthcare Research and Quality）标准、NEEBGDP（North of England Evidence Based Guidelines Development Project）标准、SIGN（The Scottish Intercollegiate Guidelines Network）标准、牛津大学循证医学中心标准。

1. AHRQ 标准 1992 年，美国卫生保健政策研究所（Agency forHealth Care Policy and Research，AHCPR，现更名为 Agency for Healthcare Research and Quality，AHRQ）制定的临床实践指南，将随机对照试验的 Meta 分析作为最高级别的证据，并向全国推广（表 3 - 4）。

表 3 - 4　1992 年 AHRQ 标准的证据分级及推荐强度

证据级别	定义	推荐强度	定义
Ⅰa	随机对照试验的 Meta 分析	A	Ⅰa
Ⅰb	至少 1 项随机对照试验		Ⅰb
Ⅱa	至少 1 项设计良好的非随机对照试验	B	Ⅱa
Ⅱb	至少 1 项设计良好的准实验性研究		Ⅱb
Ⅲ	设计良好的非实验性研究，如对照研究、相关性研究和病例研究		Ⅲ
Ⅳ	专家委员会报告、权威意见或临床经验	C	Ⅳ

2. NEEBGDP 标准　1996 年，英格兰北部循证指南制定项目（North of England Evidence Based Guidelines Development Project，NEEBGDP）发布了他们制定的证据分级标准和推荐强度（表 3 - 5），将 RCT、Meta 分析和系统评价共同作为最高级别的证据，这是英国继加拿大和美国之后较系统全面发布自己的分级标准。

表 3 – 5　1996 年 NEEBGDP 标准的证据等及推荐强度

证据级别	定义	推荐强度	定义
I	基于设计良好的随机对照试验、Meta 分析或系统评价	A	直接基于 I 级证据的推荐
II	基于设计良好的队列研究或病例对照研究	B	直接基于 II 级证据或由 I 级证据外推的推荐
III	基于非对照研究或共识的建议	C	直接基于 III 级证据的或由 II 级证据外推的推荐

3. SIGN 标准　2001 年，苏格兰院际指南网络（The Scottish Intercollegiate Guidelines Network，SIGN）发布了更详细的证据分级和推荐强度（表 3 – 6）。

表 3 – 6　2001 年 SIGN 标准的证据等级及推荐强度

证据级别	定义	推荐强度	定义
1 + +	高质量随机对照试验的 Meta 分析、系统评价，或偏倚可能性很小的随机对照试验	A	直接适用于目标人群的 1 + + 或 1 + 级证据
1 +	较高质量随机对照试验的 Meta 分析、系统评价，或出现偏倚可能性小的随机对照试验		
1 –	随机对照试验的 Meta 分析、系统评价，或出现偏倚可能性大的随机对照试验		
2 + +	高质量病例对照或队列研究的系统评价，或出现混杂、偏倚和机遇可能性很小而反映因果关联可能性大的高质量病例对照或队列研究	B	直接适用于目标人群的 2 + + 级证据或 1 + + 或 1 + 级证据的外推证据
2 +	出现混杂、偏倚和机遇可能性小而反映因果关联可能性较大的较高质量的病例对照或队列研究	C	直接适用于目标人群的 2 + 级证据或 2 + + 级证据的外推证据
2 –	出现混杂、偏倚和机遇可能性大而反映因素关联可能性明显不足的病例对照或队列研究		
3	非分析性研究，即病例报告、系列病例分析	D	3 或 4 级证据，或 2 + 级证据的外推证据
4	专家意见		

4. 牛津大学循证医学中心标准　与第一阶段的标准相比，AHRQ 标准、NEEBGDP 标准及 SIGN 标准在证据分级方面均日趋成熟，但是涉及领域主要集中在治疗方面，不适用于预防、诊断等其他领域。1998 年，Bob Phillips，Chris Ball，David Sackett 等临床

流行病学和循证医学专家共同制定了新标准，并于 2001 年 5 月正式发表在英国牛津循证医学中心的网络上。该标准首次在证据分级的基础上提出了分类概念，涉及治疗、预防、病因、危害、预后、诊断、经济学分析等七个方面（表 3 – 7 只列出预后研究的证据分级，完整的中译本参见李幼平主编的《循证医学》），更具针对性和适用性，成为循证医学教学和循证临床实践中公认的经典标准，也是循证教科书和循证期刊使用最广泛的标准。但由于过于复杂和深奥，初次接触循证医学者难以理解和掌握。

表 3 – 7　2001 牛津证据分级与推荐意见强度（预后研究）

证据级别	定义	推荐强度	定义
1a	同质性队列研究的 SR：在不同人群中验证过的临床决策规则（CDR）	A	1a 或 1b 或 1c 级证据
1b	随访率大于 80% 的单个队列研究：在单个人群中验证过的 CDR		
1c	"全或无"的病例系列		
2a	同质回顾性队列研究或对照组未处理的 RCT 的 SR	B	2a 或 2b 或 2c 级证据
2b	回顾性队列研究或对照组未处理的 RCT：从 CDR 中衍生，或在拆分样本中验证的 CDR		
2c	结果研究，生态学研究		
3a	同质病例对照研究的系统评价		
3b	单个病例对照		
4	病例系列（包括低质量的预后队列研究）	C	4 级证据
5	未经严格评估的专家意见或基于生理、基础研究或初始概念	D	5 级证据

三、第三阶段

此阶段证据分级标准的制定更加注重实用性和适用性，代表性的分级标准有证据金字塔、GRADE（The Grading of Recommendations Assessment Development and Evaluation）标准。

1. 证据金字塔　2001 年，美国纽约州立大学下州医学中心推出证据金字塔（图 3 – 1），首次将动物研究和体外研究纳入证据分级系统，拓展了证据范畴，加之简洁明了，形象直观，得到非常广泛的传播。

2. GRADE 标准　2000 年，针对现存证据分级与推荐意见标准的不足，包括 WHO 在内 19 个国家和国际组织共同成立了 GRADE 工作组，由 67 名临床指南专家、循证医学专家、各权威标准的主要制定者及证据研究者通力协作，循证制定出国际统一的证据质量分级和推荐强度标准，并于 2004 年正式推出（表 3 – 8、3 – 9），成为证据发展史上的里程碑事件。该标准易于理解、方便使用，是第一个从使用者角度制定综合性

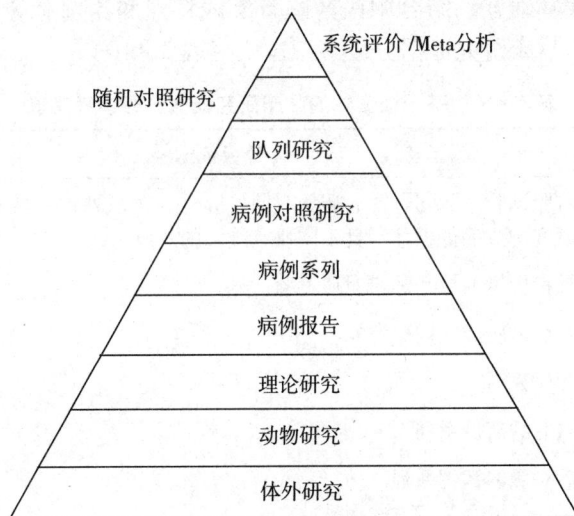

图 3 - 1 证据金字塔

的证据分级和推荐强度标准。目前已被多个国际组织和协会采纳。

表 3 - 8 GRADE 标准证据分级

证据级别	具体描述
高	未来研究几乎不可能改变现有疗效评价结果的可信度
中	未来研究可能对现有疗效评估有重要影响，可能改变评价结果的可信度
低	未来研究很有可能对现有疗效评估有重要影响，改变评估结果可信度的可能性较大
极低	任何疗效的评估都很不确定

表 3 - 9 GRADE 标准推荐强度

推荐强度	具体描述
强	明确显示干预措施利大于弊或弊大于利
弱	利弊不确定或无论质量高低的证据均显示利弊相当

第三节 中医药文献证据等级划分原则及方法

中医以整体观念和辨证论治为特色，在此理论指导下的中医诊疗模式具有个体化和复杂干预的特点。独具特色优势的中医临床证据常以古籍医案、专家经验、个案报告形式被保留下来。如果单纯用现代医学现有的临床证据等级标准对这些中医临床证据进行分级和评价是不恰当的。因此，进行中医药文献证据等级划分时必须明确两种不同医疗实践模式下中医和现代医学证据的差异，综合考虑经典的定量研究与关联分析及定性研究方法相结合的模式。

2007 年，北京中医药大学循证医学中心刘建平教授在分析现有证据分级标准存在的方法学问题及挑战基础上，结合中医药临床实践特点和当前临床研究现状，提出了基于证据体的中医药临床研究证据分级参考建议（表3-10）。

表3-10　基于证据体的临床研究证据分级参考建议

证据级别	分级依据
Ⅰa	由随机对照试验、队列研究、病例对照研究、病例系列这4种研究中至少2种不同类型的研究构成的证据体，且不同研究结果的效应一致
Ⅰb	具有足够把握度的单个随机对照试验
Ⅱa	半随机对照试验或队列研究
Ⅱb	病例对照研究
Ⅲa	历史性对照的病例系列
Ⅲb	自身前后对照的病例系列
Ⅳ	长期在临床上广泛运用的病例报告和史料记载的疗法
Ⅴ	未经系统研究验证的专家观点和临床经验，以及没有长期在临床上广泛运用的病例报告和史料记载的疗法

2010年，中国中医科学院王阶教授，在文献分析和证据回顾基础上，通过2轮专家问卷咨询，提出中医临床证据分级与评分体系（表3-11）。

表3-11　中医临床证据分级与评分体系研究

证据级别	证据	评分
Ⅰa	目前仍在使用的四大经典医籍	每项10分
Ⅰb	目前仍在使用的国家标准及行业制订的标准	每项9分
	多个随机对照试验（RCT）的系统评价	每项9分
	经过系统整理的名老中医经验（以国家中医药管理局确定的名老中医为准）	每项9分
Ⅱa	单个的设计正确的RCT的结果	每项7分
Ⅱb	目前仍在使用的国家统编教材	每项6分
	设计良好的半随机对照试验	每项6分
Ⅲ	目前仍在使用的其他古代经典医籍	每项5分
Ⅳ	无对照的病例观察	每项2分
	医案医话	每项2分

2013年，南京中医药大学汪受传教授提出建立中医临床实践指南证据分级体系的构想，根据Delphi法证据分级标准制定了中医文献证据分级标准（表3-12）。

表 3 - 12　据 Delphi 法证据分级标准修订的中医文献证据分级标准

证据级别	Delphi 分级标准	中医文献证据分级标准定义
I	大样本，随机研究，结果清晰，假阳性或假阴性的错误很低。	大样本，随机研究，假阳性或假阴性的错误很低。
II	小样本，随机研究，结果不确定，假阳性和（或）假阴性的错误较高	小样本，随机研究，结果不确定，假阳性和（或）假阴性的错误较高
III	非随机，同期对照研究	非随机，同期对照研究和基于古今文献的中医专家共识
IV	非随机，历史对照和专家意见	非随机，历史对照和当代中医专家共识
V	病例报道，非对照研究和专家意见	病例报道，非对照研究和专家意见

注：III级中"基于古今文献的中医专家共识"是指古代医籍记载、历代沿用至今、当代专家调查意见达成共识者。IV级中"当代中医专家共识"是指当代专家调查意见达成共识者。V级中的"专家意见"仅指个别专家意见。

第四节　临床证据等级体系对中成药循证评价的启示

中成药是经过中医临床实践有效治疗后总结的精华，充分发挥了中医"药有个性之特长，方有合群之妙用"的特色优势，为防治疾病提供了更多选择。目前我国已批准 9000 多种中成药，在中药产业化中占有重要地位。与此同时，中成药因安全性问题而受到质疑，因疗效的判定缺乏有力的科学证据而成为热议焦点。此外，同类品种多、适应证宽泛、个性不突出等问题逐渐显露。循证医学理念引入我国已有 20 年，其学科领域已从经典的"临床医学实践模式"拓展到"临床医学决策和管理方法学"，再到"决策和管理方法学"及"知证决策"，系统透明地获取、评价、使用证据的方法已贯穿到知证决策的全过程，也为中医药的发展提供了契机。因此，有必要从证据角度重新审视中成药品种，借鉴已有的临床证据等级体系来开展中成药循证评价。

一、注重基于研究数据的证据

在临床证据等级初步建立时即明确指出，设计良好的随机对照临床试验优于专家意见。这种注重研究证据的理念被沿袭下来，奠定了来源于研究数据的证据在整个证据等级体系中的重要地位。对于证据来源，除了注重随机对照试验，还提倡关注观察性研究等其他设计类型。在开展中成药循证评价时，针对重点关注的安全性及有效性问题应寻找研究层面数据的支持，肯定、否定和不确定都可能是研究的合理结果，但都需要证据支持。同时，综合考虑多种研究类型，明确分类分级，系统全面地展示证据现状，更科学合理地利用证据。

二、随实践发展不断更新

证据分级系统随着循证医学实践的深入而日渐完善，分级标准针对以往不足及局限而不断更新，如证据体系中最高级别证据的变化，从最初主要强调研究设计类型逐渐转变为对研究质量的关注；同时需要注意证据的分级标准是相对的，进行中成药循证评价应与时俱进，如有新证据出现，应及时更新。

三、明确证据的适用性

临床证据等级体系的推荐强度从"高质量证据即强推荐"发展到 GRADE 标准中基于不同决策者的角度进行利弊权衡，通过这一转变过程可以看出，寻求更加适用证据的意识不断加强。中成药循证评价除了关注研究的方法学质量，还要综合考虑干预复杂性、成本效益等其他因素。在面临中成药品种高质量证据明显不足的情况下，应该基于真实情况来查找、评价和使用现有证据，而非僵化于已有的证据分级标准来寻求不可得的证据。同时，应该坚信有组织、有计划地设计、实施中成药上市后的循证研究，获取一手的原始研究数据，是提高中成药临床证据质量的必由之路。

第五节　各类临床证据在中成药超说明书使用评价中的价值

超说明书用药（off－label uses，unlabeled uses，out－of－label usage，outside of labeling）又称"药品未注册用法""说明书外用药"和"药品标示外使用"等，是指药品使用的适应证、给药方法、剂量或疗程不在具有法律效力的说明书之内的用法。

由于药品说明书的局限性和滞后性等原因导致了现在的超说明书用药现象严重，不但危及患者用药安全，也为医疗机构和医师带来一定的风险和挑战。因此，规范超说明书用药迫在眉睫。目前，全球已有 7 个国家对药品超说明书使用进行相关立法，除印度禁止超说明书用药外，其余 6 国（美国、德国、意大利、荷兰、新西兰和日本）均允许合理的超说明书用药。2010 年广东省药学会印发的《药品未注册用法专家共识》，成为我国第一部由专业协会发布的超说明书用药规范，然而未对具体的超说明书用药做出评价，其临床应用价值有限。因此，尽快建立超说明书用药循证评价有重要意义。超说明书用药循证评价的核心就是证据。在临床超说明书用药普遍发生的背景下，如何快速准确的识别对患者有益的超说明书用法，规避超说明书用药带来的不良反应，关键是药品使用者能够正确利用证据。

一、系统评价或 Meta 分析

系统评价是循证医学重要的研究方法和最佳证据的重要来源之一，系统评价是针对某一具体临床问题（如疾病的病因、诊断、治疗、预后），系统、全面地收集全世界所有已发表或未发表的临床研究，采用临床流行病学的原则和方法严格评价文献，并筛选出符合质量标准的文献，进行定性或定量合成（Meta 分析），从而得出综合可靠的结论。

系统评价或 Meta 分析为临床医务工作者提供了简洁明确并可靠的建议，尤其是当几个随机对照临床试验的研究结果不一致时，其系统评价或 Meta 分析可以通过合并同质性，增大样本量，提高统计学效度，从而做出明确的有说服力的结论。最著名的例子就是 1990 年发表的一个给有早产倾向的孕妇短期服用皮质类固醇减少婴儿因发育不全并发症而导致死亡的研究的系统评价，在纳入的 7 个临床试验中只有两个试验明确显示治疗组与对照组有显著差异，可以降低婴儿死亡率。但是当所有试验的原始数据提取整合后，效度增加，结果表明皮质类固醇可以降低有早产倾向孕妇的婴儿因发育不全并发症死亡的风险。在此类系统评价发表前，大多数产科医师都没有意识到该疗法的有效性。在超说明书用药的相关文献中也存在几个随机对照临床试验的研究结果不一致的情况，此时，系统评价或 Meta 分析的结果能为临床决策提供有利的证据。

理想情况下，系统评价或 Meta 分析的结果是决策的最高级别证据，按照本书制定的循证评价证据分级标准，系统评价或 Meta 分析也被列为Ⅰ类证据。

二、随机对照临床试验

随机对照临床试验是使用随机方法将患者分配到治疗组/干预组或对照组/安慰剂组，并对治疗结果进行观察和比较，差别的大小显示干预措施效果的大小。随机对照研究科学性强、重复性好，研究结果真实可靠，易于推广，因而是目前国际上公认的评价干预措施效果的金标准方案，可用于评价两种或多种干预措施的优劣，确定某种干预措施的利弊，证实某种干预措施的有效性和安全性。

由于循证医学理念的传播，中医药领域进行了大量的随机对照试验研究，且数量在快速增长，但普遍被批评为质量低下。从方法学上讲，符合中医实际的随机对照试验仍是目前公认中医药研究偏倚可能性最小的设计方案。

在中成药超说明书使用的循证证据中 RCT 可能算是比较多的Ⅰ类证据，按照本书制定的循证评价证据分级标准，其中具有足够把握的单个随机对照试验可认为是Ⅰ类证据，而不具足够把握度的随机对照试验则可认为是Ⅱ类证据。

三、队列研究

队列研究是指，研究者对选定的暴露和未暴露于某危险因素的两组人群随访一段时间，然后比较两组人群在这段时间内某一临床事件发生概率的差别，并以此判断危险因素与该临床事件的关系。队列研究是由因到果的研究，大多数是前瞻性的。队列研究可追踪观察服药组与未服药组某种药品不良反应（adverse drug reactions，ADR）的发生情况，以判断药品与 ADR 之间的关联。根据 ADR 的严重程度和性质，可以视情况采用回顾性或前瞻性队列研究方法。

近几年辅助用药一直是关注的热点，其中不乏中成药被用作辅助用药治疗肿瘤等一些疾病，且很多用法属于超说明书用药。由于受到医学伦理学的限制，在不能使用随机对照试验的情况下，可以用队列研究来评估干预措施的疗效，如在对大肠癌疾病的发病因素、发病率、中医药预防及控制复发等方面的观察分析上，队列研究发挥了重要的作用。

四、病例对照研究

病例对照研究是比较患有某种疾病（或由可疑药物引起的药物不良反应）的病例组与未患该疾病的对照组之间对危险因素（如可疑药物）的暴露情况，通过询问或复查病例档案等方式，收集既往危险因素的暴露史。如两组之间的差异有统计学意义，则说明该危险因素与疾病（或不良反应）的相关性成立。病例对照研究是一种回顾性的、由果查因的研究方法，在研究开始时，疾病或不良反应已经发生，然后再去追溯假定的病因因素。

病例对照研究可用于超说明书使用所导致的不良反应的病因研究，研究表明病例对照研究特别适用于 ADR 的病因研究，如反应停与海豹肢、口服避孕药与心肌梗死、母亲孕早期服用雌激素与下一代女性阴道腺癌，都是病例对照研究的成功范例。相对于队列研究，病例对照研究费用较低，且可利用现有资料，所需研究对象较少，方法简单，可快速进行，相对容易。对于评价罕见或潜伏期很长的疾病或药物不良反应与暴露或危险因素的关系，可能是有力的证据。

五、病例系列和单个病例研究

病例系列研究指的是对曾暴露于某种相同干预下的一批患者的临床结果进行描述和评价。包括两种类型：仅有治疗后结果的病例系列和有治疗前后对照的病例系列。病例系列中最有价值的是"全或无病例系列"，也就是说病例系列中报告的患者在治疗与不治疗之间发生了非常明显的变化。在拥有高质量的"全或无病例系列"结果时，不需要再进行随机对照临床试验证明其疗效。在中成药超说明书用药评价中，病例系列研究与随机对照试验、队列研究、病例对照研究四种研究中至少两种不同类型的研究构成的证据体，且不同研究结果的效应一致时，可作为Ⅰ类证据。

单个病例研究，指的是对单个患者暴露于某种干预并产生的某种结果进行描述和评价。单个病例研究与病例系列研究均属于描述性研究，用来记录事件。

由于多数临床对照试验排除了儿童、老年人和妊娠妇女，使得这些人群没有得到充分证据。而这些人群可以在病例系列和单个病例中被充分地记录下来，为日后进一步试验研究提供依据。除此之外，由于临床对照试验的人数和观察时间有限，并发症和一些发生率较低、潜伏期较长的严重不良反应在临床试验期间不能被发现，因而病例系列和单个病例研究对于监测中成药超说明书使用的安全性是非常有用的。病例系列和单个病例可以为超说明书用药提供信息，为进一步研究指明方向，且这种观察值得运用病例对照研究等进一步证实。

第六节　现行证据等级体系与中成药超说明书使用评价

一、现行的临床证据等级体系

目前被广泛接受和使用的临床证据等级体系有：澳大利亚国家卫生与医学研究委员会的证据等级、美国国家临床指南交换所的证据等级、牛津大学循证医学中心的证据等级等。但中医药方面的文献具有自身的特色：①描述与观察性文献多，而严格按照循证医学要求设计实施的研究少；②历代医家经验古籍丰富，但按照国际证据分级标准对中医古籍进行评价，其证据级别均较低；③医案医话文献能体现中医辨证施治的特色，但关于疾病和证候诊断方面规范化的可量化的标准较少。因此，对中医药文献进行证据分级时，应强调专家共识，采用的方法包括投票、正式的共识会议（如Delphi法）等。同时，可采用更适于评价中医文献的分级标准。

2007年，北京中医药大学循证医学中心刘建平教授等结合中医药临床实践特点和当前临床研究现状，在国内较早提出了关于传统医学证据分级的建议：Ⅰa：由随机对照试验、队列研究、病例对照研究、病例系列这4种研究中至少2种不同类型的研究构成的证据体，且不同研究结果的效应一致；Ⅰb：具有足够把握度的单个随机对照试验；Ⅱa：非随机对照研究或队列研究（有对照的前瞻性研究）；Ⅱb：病例对照研究；Ⅲa：历史性对照的系列病例；Ⅲb：自身前后对照的病例系列；Ⅳ：长期在临床上广泛运用的病例报告和史料记载的疗法；Ⅴ：未经系统研究验证的专家观点和临床经验，以及没有长期在临床上广泛运用的病例报告和史料记载的疗法。

二、中成药超说明书使用评价中的问题

现行的临床证据等级体系是循证医学根据现代医学自身特点和发展需求提出的临床实践证据分级模式。该证据等级体系考虑的最核心问题就是医学实践的真实性和可靠性。因为现代医学是群体化的医疗模式，因此对其实践真实性和可靠性的评价就变成了对群体性临床试验方法和完成质量的评判。而这一点恰恰是现行临床证据等级体系在中医证据评价应用的瓶颈。

三、中成药超说明书使用评价所使用的证据等级体系

本书在中成药超说明书使用评价使用的证据等级体系分级标准，参考《传统医学证据体的构成及证据分级的建议》，并结合临床实际适当修订而成（表 3-13）。推荐等级与意见标准在中国中医科学院中药研究所的指导下，并结合临床专家的意见修订而成，由《中成药超说明书使用循证评价》专家指导委员会根据产品超说明书使用的描述以及循证评价证据级别，进行整体评价、推荐（表 3-14）。

表 3-13　循证评价证据级别表

证据级别	定义
Ⅰa	①治疗指南；②临床路径；③由随机对照试验、队列研究、病例对照研究、病例系列这四种研究中至少两种不同类型的研究构成的证据体，且不同研究结果的效应一致；④实施较好的 Meta 分析或系统评价
Ⅰb	具有足够把握度的单个随机对照试验
Ⅱa	①专著、教材；②不具足够把握度的随机对照试验；③非随机对照研究或队列研究（有对照的前瞻性研究）
Ⅱb	①病例对照研究；②专家共识意见
Ⅲa	历史性对照的系列病例
Ⅲb	自身前后对照的病例系列
Ⅳ	长期在临床上广泛运用的病例报告和史料记载的疗法
Ⅴ	未经系统研究验证的专家观点和临床经验、或中医名家临证经验，以及没有长期在临床上广泛运用的病例报告和史料记载的疗法

表 3-14　推荐等级与意见表

推荐级别	描述	定义
A 级推荐	证据可靠，推荐使用	Ⅰ类证据支持
B 级推荐	证据有一定可靠性，可以采用	Ⅱ级证据支持
C 级推荐	证据可靠性较差，可供参考	Ⅲ级、Ⅳ级或Ⅴ级证据支持

参考文献

[1] 李幼平. 循证医学 [M]. 第2版. 北京：高等教育出版社，2009.

[2] 陈耀龙，王梦书，李晓，等. 卫生研究中证据的定义与循证规范 [J]. 中国循证医学杂志，2008，8 (12)：1034 - 1038.

[3] 李幼平，王莉，文进，等. 注重证据，循证决策 [J]. 中国循证医学杂志，2008，8 (1)：1 - 3.

[4] 陈耀龙，李幼平，杜亮，等. 医学研究中证据分级和推荐强度的演进 [J]. 中国循证医学杂志，2008，8 (2)：127 - 133.

[5] Guyatt GH, Oxman AD, Vist GE, 等. GRADE：证据质量和推荐强度分级的共识 [J]. 中国循证医学杂志，2009，9 (1)：8 - 11.

[6] 史楠楠，王思成，韩学杰，等. 证据分级体系的演进及其对中医临床实践指南的启示 [J]. 北京中医药大学学报，2001，34 (2)：87 - 91.

[7] 刘建平. 传统医学证据体的构成及证据分级的建议 [J]. 中国中西医结合杂志，2007，27 (12)：1061 - 1062

[8] 王阶，何庆勇，姚魁武，等. 中医临床证据分级与评分体系研究 [C]. 第十二届中国科协年会，2010.

[9] 汪受传，陈争光，徐珊，等. 建立循证中医临床实践指南证据分级体系的构想 [J]. 世界科学技术 - 中医药现代化，2013，15 (7)：1488 - 1492.

[10] 郭维加. 新编国家中成药 [M]. 北京：人民卫生出版社，2002.

[11] 张莉，张俊华，郑文科，等. 上市后中成药个性识别方法的探索 [J]. 中华中医药杂志，2013，28 (5)：1316 - 1320.

[12] 刘鸣. 系统评价、Meta - 分析设计与实施方法 [M]. 北京：人民卫生出版社，2011：4.

[13] American Society of Hospital Pharmacists. ASHP statement on the use of medications for unlabeled uses [J]. Am J Hosp Pharm, 1992, 49 (8)：2006 - 2008.

[14] 广东省药学会，药品未注册用法专家共识 [J]. 今日药学，2010，4 (20)：1 - 3.

[15] Crowley P, Chalmers I, Keirse MJNC. The effects of corticosteroid administration befor preterm delivery：An overview of the evidence from controlled trials [M]. BJOG：An International Journal of Obstertrics and Gynaecology, 1990, 97 (1)：11 - 25.

[16] 刘建平，邢建民. 循证的药品不良反应评价方法 [J]. 中国药物警戒，2010，7 (1)：12 - 15.

[17] 胡曼，赵晓峰，李军. 队列研究在中医药研究中的应用和发展 [J]. 中国针灸，29 (10)：844.

[18] 刘建平. 队列研究的设计、实施及方法学问题 [J]. 中西医结合学报，2008，6 (4)：331 - 336.

[19] 李敬华. 中医治疗文献质量评价方法及示范应用研究 [D]. 北京：中国中医科学院中医药信息研究所，2009：31 - 38.

[20] 刘建平. 循证中医药临床研究方法 [M]. 北京：人民卫生出版社，2009：220 - 225.

评价篇

第一章 呼吸疾病

1 百令胶囊（Bailing Jiaonang）用于慢性阻塞性肺疾病的治疗

超药品说明书使用类型	□给药剂量、频率 □适用人群 ■适应证 □给药途径 □疗程
超药品说明书适应证	慢性阻塞性肺疾病
超药品说明书使用证据类型	□治疗指南 □临床路径 □专著、教材 □系统评价或 Meta 分析 □专家共识 ■随机对照的临床研究 □非随机干预性研究（队列研究，病例对照研究） □病例报告 □中医名家临证经验
中医辨证证候分型	肺肾两虚型：此类患者可表现为咳声低微，喘促，气短，动则益甚，痰少或痰白而黏，盗汗，神疲乏力，腰膝酸软，舌淡嫩，苔白，脉弱
证据说明	曾金武等[1]在《百令胶囊对慢性阻塞性肺疾病稳定期患者辅助治疗观察》中指出，将 90 例慢性阻塞性肺疾病稳定期患者随机分为两组，对照组 48 例给予沙美特罗/氟替卡松 250μg/50μg 吸入，一日 2 次，茶碱缓释片 0.2g 口服，一日 1 次；治疗组 42 例在此基础上加用百令胶囊 0.8g，一日 3 次。比较两组治疗前与治疗后第 3、6、9 个月的 BODE 评分和第一秒用力呼气容积（FEV_1）。结果发现加用百令胶囊对 COPD 患者有较好的辅助治疗作用。治疗后 3 个月，治疗组 BODE 评分较对照组明显下降（$P < 0.05$）；FEV_1 较对照组下降缓慢 金晨慈等[2]在《舒利迭联合百令胶囊治疗慢性阻塞性肺疾病的对比研究》中指出，将 90 例缓解期慢性阻塞性肺疾病患者随机分成两组，对照组常规吸入舒利迭 1 吸/bid 同时按需吸入沙丁胺醇气雾剂以缓解症状，治疗组在对照组的基础上，加上口服百令胶囊，每组疗程均为 24 周。观察两组治疗前后肺功能、血气指标及活动耐力的改善状况。结果两组在肺功能、血气指标及活动耐力均有明显的改善，但治疗组取得了更加显著的疗效

文献方法学质量评价	针对于 RCT 的 Cochrane 风险偏倚评估工具						
文献	①	②	③	④	⑤	⑥	⑦
[1]	是	不清楚	不清楚	不清楚	不清楚	不清楚	不清楚
[2]	是	不清楚	不清楚	不清楚	不清楚	不清楚	不清楚

注：①随机序列产生；②分配隐藏；③对研究者和受试者施盲；④研究结果盲法评价；⑤结果数据的完整性；⑥选择性报告研究结果；⑦其他偏倚来源。每个条目按照是、否、不清楚判定

循证评价证据级别	Ⅱa
推荐等级与意见	B 级

续表

参考文献	[1] 曾金武，张家洪，马经平. 百令胶囊对慢性阻塞性肺疾病稳定期患者辅助治疗观察. 中国药师，2011，14（3）：407 - 408. [2] 金晨慈，蒋欢欢，蒋龙翔. 舒利迭联合百令胶囊治疗慢性阻塞性肺疾病的对比研究. 浙江中医药大学学报，2010，34（4）：515 - 516.
产品说明书	【功能主治】补肺肾，益精气。用于肺肾两虚引起的咳嗽、气喘、咯血、腰背酸痛；慢性支气管炎的辅助治疗
	【用法用量】口服。一次规格：①5 ~ 15 粒或规格；②2 ~ 6 粒，一日 3 次
	【规　　格】①每粒装 0.2g；②每粒装 0.5g
	【禁忌及注意事项】尚不明确
	【药物相互作用】如与其他药物同时使用可能会发生药物相互作用，详情请咨询医师或药师
	【药学提示】无
不良反应文献报道	暂无相关报道

2　柴胡注射液（Chaihu Zhusheye）滴鼻用于上呼吸道感染的治疗

超药品说明书使用类型	□给药剂量、频率　□适用人群　□适应证　■给药途径　□疗程
超药品说明书给药途径	滴鼻
超药品说明书使用证据类型	□治疗指南　□临床路径　□专著、教材　□系统评价或 Meta 分析 □专家共识　□随机对照的临床研究　□非随机干预性研究（队列研究，病例对照研究）　■病例报告　□中医名家临证经验
中医辨证证候分型	未分型
证据说明	陈丽云[1] 在《柴胡注射液滴鼻治小儿发热的疗效观察》中指出，将体温 >38.5℃的患儿 50 例进行滴鼻治疗，滴鼻 30min 后体温下降，2h 降至正常，有效 45 例 张红艳等[2] 在《柴胡注射液滴鼻治疗感冒发热鼻塞的应用体会》中指出，将体温 >39℃的感冒人群 20 例进行滴鼻治疗，2 天内体温 20 例均恢复正常 王桂英等[3]《柴胡注射液滴鼻用于小儿退热的疗效观察》中指出，将体温 >38.5℃的患儿 218 例进行滴鼻治疗，滴鼻 2h 内体温下降 0.5℃者 190 例，体温下降 1℃者 55 例 沈松友等[4]《柴胡注射液滴鼻对小儿发热疗效观察》中指出，将体温 >39℃的患儿 68 例进行滴鼻治疗，滴鼻 30min 后体温下降，2h 降至正常，有效 60 例，其中 45 例在 15min 开始起效 徐玲等[5]《柴胡注射液滴鼻退热 60 例疗效观察》中指出，将体温 >38℃的发热患者 60 例进行滴鼻治疗，体温降至正常时间，1h 内 6 例、2h 内 12 例、3h 内 12 例、6h 内 5 例、10 ~ 12h 内 13 例，平均退热时间 5.5h

续表

玉溪护理组[6]《柴胡注射液滴鼻降温疗效观察》中指出，将体温 >39℃的患儿 42 例进行滴鼻治疗，滴鼻 15min 后起效，2h 内恢复正常，37 例有效

朱慧蕙[7]《柴胡注射液滴鼻退热作用好》中指出，将体温 >39℃的患儿 218 例进行滴鼻治疗，滴鼻 2h 内下降 0.5℃者 190 例，下降 1℃者 55 例

文献方法学质量评价

针对横断面研究的 AHRQ 偏倚风险评估量表

文献	①	②	③	④	⑤	⑥	⑦	⑧	⑨	⑩	⑪
[1]	是	是	是	不清楚	否	否	否	否	否	否	否
[2]	是	否	否	不清楚	否	否	否	否	否	否	否
[3]	否	否	是	不清楚	否	否	否	否	否	否	否
[4]	是	是	是	不清楚	否	否	否	否	否	否	否
[5]	是	否	否	不清楚	否	否	否	否	否	否	否
[6]	是	否	否	不清楚	否	否	否	否	否	否	否
[7]	是	是	是	不清楚	否	否	否	否	否	否	否

注：①是否明确了资料的来源（调查，文献回顾）；②是否列出了暴露组和非暴露组（病例和对照）的纳入及排除标准或参考以往的出版物；③是否给出了鉴别患者的时间阶段；④如果不是人群来源的话，研究对象是否连续；⑤评价者的主观因素是否掩盖了研究对象其他方面情况；⑥描述了任何为保证质量而进行的评估（如对主要结局指标的检测/再检测）；⑦解释了排除分析的任何患者的理由；⑧描述了如何评价和（或）控制混杂因素的措施；⑨如果可能，解释了分析中是如何处理丢失数据的；⑩总结了患者的应答率及数据收集的完整性；⑪如果有随访，查明预期的患者不完整数据所占的百分比或随访结果

循证评价证据级别 | Ⅲb

推荐等级与意见 | C 级

参考文献

[1] 陈丽云. 柴胡注射液滴鼻治小儿发热的疗效观察. 中国社区医师（综合版），2006，16：76.

[2] 张红艳，王运发. 柴胡注射液滴鼻治疗感冒发热鼻塞的应用体会. 青岛医药卫生，2004，6：431－432.

[3] 王桂英，门玉房. 柴胡注射液滴鼻用于小儿退热的疗效观察. 中国乡村医药，2001，1：32－33.

[4] 沈松友，乐群慧. 柴胡注射液滴鼻对小儿发热疗效观察. 浙江中西医结合杂志，2000，2：58.

[5] 徐玲，杨先本. 柴胡注射液滴鼻退热 60 例疗效观察. 泸州医学院学报，1983，3：57.

[6] 玉溪护理组. 柴胡注射液滴鼻降温疗效观察. 云南医药，1982，5：293－294.

[7] 朱慧蕙. 柴胡注射液滴鼻退热作用好. 中华护理杂志，1981，4：185.

续表

产品说明书	【功能主治】清热解表，用于治疗感冒、流行性感冒及疟疾等的发热
	【用法用量】肌内注射，2~4mL/次，1~2次/天
	【规　　格】每支装2mL
	【禁　　忌】 1. 对本品或含有柴胡制剂及成份中所列辅料过敏或有严重不良反应病史者禁用 2. 儿童禁用
	【注意事项】 1. 本品不良反应包括过敏性休克，应在有抢救条件的医疗机构使用，使用者应接受过过敏性休克抢救培训，用药后出现过敏反应或其他严重不良反应须立即停药并及时救治 2. 严格按照药品说明书规定的功能主治使用，禁止超功能主治用药。 3. 本品为退热解表药，无发热者不宜 4. 严格按照药品说明书推荐的用法用量使用，尤其注意不超剂量、不长期连续用药 5. 用药前应仔细询问患者情况、用药史和过敏史。有药物过敏史或过敏体质者慎用 6. 有家族过敏史者慎用 7. 本品保存不当可能会影响药品质量，用药前应认真检查本品，发现药液出现浑浊、沉淀、变色、结晶等药物性状改变以及瓶身有漏气、裂纹等现象时，均不得使用 8. 严禁混合配伍，谨慎联合用药。本品应单独使用，禁忌与其他药品混合配伍使用 9. 对老人、孕妇、肝肾功能异常患者等特殊人群和初次使用中药注射剂的患者应慎重使用，加强监测 10. 加强用药监护。用药过程中，应密切观察用药反应，特别是开始30分钟。发现异常，立即停药，采用积极救治措施，救治患者
	【药物相互作用】尚无本品与其他药物相互作用的信息
	【药学提示】无
不良反应文献报道	柴胡注射液多用于治疗外感发热，主要不良反应为虚脱、晕厥、药物疹、眩晕、肢体活动受限、过敏性哮喘、胃痉挛、急性肾衰竭、心律失常及死亡等，大多发生在注射后30min内，重型常见儿童及老人 【参考文献】 [1] 孔翔瑜，郝园，吴泰相，等. 柴胡注射液不良反应或不良事件的系统评价. 中西医结合学报，2010，12：1124-1132.

3　热毒宁注射液（Reduning Zhusheye）用于流行性感冒的治疗

超药品说明书使用类型	□给药剂量、频率　□适用人群　■适应证　□给药途径　□疗程
超药品说明书适应证	流行性感冒

续表

超药品说明书使用证据类型	■治疗指南　□临床路径□专著、教材　□系统评价或 Meta 分析 □专家共识　■随机对照的临床研究　□非随机干预性研究（队列研究，病例对照研究）　□病例报告　□中医名家临证经验
中医辨证证候分型	热毒袭肺证：患者表现为高热，身痛，咽痛，咳嗽，咳痰，乏力，鼻塞，舌红苔黄腻或灰腻，脉滑数
证据说明	Liu 等[1]在《热毒宁注射液治疗流感高热随机、双盲、多中心临床试验》中指出，在 139 例流感样患者中筛选出 48 例流感确诊病例，随机分入两组，试验组给与热毒宁注射液和磷酸奥司他韦模拟药，对照组给与磷酸奥司他韦胶囊和热毒宁注射液模拟药。其中热毒宁注射液及其模拟药使用疗程为 3 天，1 次/天，20mL/次，以生理盐水注射液 250mL 稀释后静脉滴注；磷酸奥司他韦胶囊及其模拟药使用疗程为 5 天，口服，2 次/天，1 粒/次。结果发现试验组患者体温起效时间、体温复常时间为 2.5、32.5h，对照组为 5、49h，试验组显著优于对照组 张诗元[2]在《热毒宁注射液治疗流行性感冒疗效观察》中指出，将 52 例流行性感冒（热毒袭肺证）患者随机分为 2 组，治疗组 26 例，给予热毒宁注射液，对照组 26 例，给予磷酸奥司他韦胶囊治疗。其中热毒宁注射液使用疗程为 3 天，1 次/天，20mL/次，以生理盐水注射液 250mL 稀释后静脉滴注；磷酸奥司他韦胶囊使用疗程为 3 天，2 次/天，1 粒/次，口服。疗效评价标准：经治 3 天内，热净身凉，体温低于 37.0℃，且无反复，症状消失，则为临床治愈；经治 3 天，大热已退，体温接近 37.0℃，主要症状大部分消失，则为显效；经治 3 天，大热已退，但体温仍有反复，主要症状部分消失，则为有效；经治 3 天，高热不退，症状无明显改善，则为无效。疗效评价指标：在观察期内，停用其他抗病毒、抗菌药物，观察 2 组用药 72h 后症状体征，及用药后 24、48、72h 平均体温变化。结果显示治疗组痊愈率为 61.5%，显效率为 80.8%，总有效率为 92.3%，对照组痊愈率为 46.2%，显效率为 61.5%，总有效率为 76.9%，治疗组显著优于对照组。用药后，治疗组在 24、48、72h 降温效果均优于对照组，提示热毒宁注射液更适合于流行性感冒（热毒袭肺证）的治疗 根据原卫生部办公厅印发的《甲型 H_1N_1 流感诊疗方案（2009 年第三版）》和国家中医药管理局制订的《甲型 H_1N_1 流感中医药预防方案（2009 版）》文件，由中华中医药学会儿科分会组织专家在 2009 年 11 月 22 研究制订的《儿童甲型 H_1N_1 流感中医药防治指南》[3]中指出，对于甲型 H_1N_1 流感感染的重症儿童，出现高热气促，咳嗽频作，甚则胸痛，咳吐黄痰，躁扰不安，口唇紫暗，口干口渴，大便干结，小便短黄，舌红苔黄腻，脉滑数，中医诊断为热毒闭肺证，临床推荐方案之一为应用用热毒宁注射液治疗 原卫生部办公厅组织甲型 H_1N_1 流感临床专家组于 2010 年制定印发的《甲型 H_1N_1 流感诊疗方案（2010 年版）》[4]中指出，对于出现流感样症状的重症人群，出现高热不退，咳嗽重，少痰或无痰，喘促短气，头身痛；或伴心悸，躁扰不安，舌质红，苔薄黄或腻，脉弦数，中医诊断为毒热壅肺证，推荐中医治疗方案之一为热毒宁注射剂 20mL/天

续表

	针对于 RCT 的 Cochrane 风险偏倚评估工具						
文献方法学质量评价	文献	①	②	③	④	⑤	⑥	⑦
	[1]	是	是	是	是	是	否	否
	[2]	是	不清楚	不清楚	不清楚	不清楚	不清楚	不清楚
	注：①随机序列产生；②分配隐藏；③对研究者和受试者施盲；④研究结果盲法评价；⑤结果数据的完整性；⑥选择性报告研究结果；⑦其他偏倚来源。每个条目按照是、否、不清楚判定							
循证评价证据级别	Ⅰa							
推荐等级与意见	A 级							
参考文献	[1] Liu Y, Huang Y, Wei B, et al. Efficacy and safety of clearing heat and detoxifying injection in the treatment of influenza：a randomized, double - blinded, placebo - controlled trial. Evid Based Complement Alternat Med, 2014, 151235. [2] 张诗元. 热毒宁注射液治疗流行性感冒疗效观察. 长春中医药大学学报, 2012, 28 (3)：473 - 474. [3] 中华中医药学会儿科分会制订. 儿童甲型 H_1N_1 流感中医药防治指南. 2009. [4] 卫生部办公厅. 甲型 H_1N_1 流感诊疗方案 (2010 年版). 2010.							
产品说明书	【功能主治】清热、疏风、解毒。用于外感风热所致感冒、咳嗽，症见高热、微恶风寒、头痛身痛、咳嗽、痰黄；上呼吸道感染、急性支气管炎见上述证候者							
	【用法用量】静脉滴注。 成人剂量：20mL/次，以 5% 葡萄糖注射液或 0.9% 氯化钠注射液 250mL 稀释后使用，滴速为 30～60 滴/分，1 次/天。上呼吸道感染患者疗程为 3 天，急性气管 - 支气管炎患者疗程为 5 天；或遵医嘱。 儿童剂量：3～5 岁，最高剂量不超过 10mL，以 5% 葡萄糖注射液或 0.9% 氯化钠注射液 50～100mL 稀释后静脉滴注，滴速为 30～40 滴/分，1 次/天；6～10 岁，一次 10mL，以 5% 葡萄糖注射液或 0.9% 氯化钠注射液 100～200mL 稀释后静脉滴注，滴速为 30～60 滴/分，1 次/天；11～13 岁，一次 15mL，以 5% 葡萄糖注射液或 0.9% 氯化钠注射液 200～250mL 稀释后静脉滴注，滴速为 30～60 滴/分，1 次/天；14～17 岁，20mL/次，以 5% 葡萄糖注射液或 0.9% 氯化钠注射液 250mL 稀释后静脉滴注，滴速为 30～60 滴/分，1 次/天；或遵医嘱							
	【规　　格】每支装 10mL							
	【禁　　忌】 1. 对本品过敏者禁用 2. 有药物过敏史者慎用 3. 孕妇、哺乳期妇女禁用							

续表

【注意事项】

1. 用药前应仔细询问患者用药史和过敏史，对过敏体质者、有药物过敏者慎用。如出现过敏性休克或者其他严重不良反应须立即停药并及时救治

2. 严格掌握用法用量及疗程。按照药品说明书推荐剂量、滴速、疗程使用药品。不超剂量、滴速和长期连续用药

3. 药品稀释应严格按照说明书用法用量配制，配制浓度不低于1∶4（药液∶溶媒），不得随意改变稀释液的种类、稀释浓度和稀释溶液用量。配药应坚持即配即用，不宜长时间放置

4. 加强用药监护。本品滴速过快可能导致头昏、胸闷和局部皮疹。用药过程中应缓慢滴注，同时密切观察用药反应，特别是开始30min，如发现异常，应立即停药，采取积极措施救治患者

5. 本品不宜与其他药物在同一容器内混合使用，与青霉素类、氨基糖苷类和大环内酯类等药物配伍使用时可产生混浊或沉淀。谨慎联合用药，如确需要联合使用其他药品时，应考虑与中药注射剂的间隔时间以及药物相互作用等问题；如合并用药，在换药时需先用5%葡萄糖注射液或0.9%氯化钠注射液（50mL以上）冲洗输液管或更换新的输液器，并应保持一定的时间间隔，以免药物相互作用产生不良反应

6. 本品是纯中药制剂，保存不当可能影响产品质量，使用前请认真检查，如发现本品出现浑浊、沉淀、变色、漏气或瓶身细微破裂者，均不能使用。如经5%葡萄糖注射液或0.9%氯化钠注射液250mL稀释后，出现浑浊亦不得使用

7. 既往有溶血（血胆红素轻度增高或尿胆原阳性者）现象发生者慎用

8. 临床试验曾有给药后实验室检查血T-BIL、D-BIL增高，与药物可能相关，用药后请定期检测血T-BIL、D-BIL

9. 临床使用时应遵循原卫生部颁发的《中药注射剂临床使用基本原则》

【药物相互作用】

1. 不宜与大环内酯类药物合用

2. 不宜与其他药物混合滴注，联合用药换药时需冲管

【药学提示】

药理学试验表明：本品对2，4-二硝基苯酚、大肠埃希菌引起大鼠发热以及三联疫苗引起家兔发热有解热作用；可延长流感病毒感染小鼠的平均存活时间，对流感病毒感染小鼠的肺指数有一定降低作用；对金黄色葡萄球菌感染小鼠和肺炎克雷伯菌感染小鼠的死亡率有一定降低作用；可抑制二甲苯所致小鼠耳郭肿胀；可提高小鼠血清炭粒廓清指数，提高血清溶血素水平，增强羊红细胞致小鼠迟发型超敏反应；可抑制醋酸所致小鼠扭体疼痛反应

毒理学试验表明：大鼠腹腔注射本品5.2g、17.3g、41.6g生药/（kg·d），连续28天，可见各给药组GRAN下降，高剂量组大鼠的脾脏系数增大，T-BIL升高；Beagle犬静脉注射本品3.5g、17.4g、30.45g生药/（kg·d），连续28天。结果提示，高剂量组犬肝脏有轻度损害，推注速度过快可引起心电图缺血性改变（S-T段明显升高与T波融合）。另外，本品推注速度过快易引起流涎、呕吐等反应

续表

不良反应文献报道	吴凤娟[1]选取 2014 年 4 – 12 月江苏省连云港市新浦区浦东社区卫生服务中心收治的 168 例应用热毒宁注射液的患者作为研究对象，所有患者均使用热毒宁注射液进行治疗，1 个疗程后，评价患者的临床疗效以及不良反应发生情况。结果显示，168 例患者治疗期间，出现瘙痒、皮疹等皮肤及附件损伤 4 例，恶心呕吐等消化系统损伤 3 例，过敏性休克 1 例，经及时抢救治疗，症状均明显缓解，未发生急性喉头水肿等严重不良反应。结论为热毒宁注射液的临床应用广泛，疗效确切。但也可引起多种不良反应，临床医师应严格掌握本品的适应证、禁忌证，合理用药，以保障用药安全
	2007 年由江苏省不良反应监测中心[2]组织，在 46 家医院开展 11 707 例热毒宁注射液医院集中监测研究，不良反应总体发生率为 0.38%，且多为皮疹、瘙痒、恶心、呕吐、腹泻等一般不良反应，常可自行缓解或消失，未见严重不良事件发生
	2013 年由国家药品审评中心牵头的重大新药创制专项"真实世界研究"进行支撑，天津中医药临床评价研究所作为组长单位，中国医科大学附属第一医院、江苏省人民医院等 40 家医疗机构联合开展完成了 30 860 例热毒宁注射液临床安全性集中监测研究[3]，研究方法采用前瞻性、大样本、多中心设计，结果显示，热毒宁注射液不良反应发生率仅为 0.065%，对儿童在内的各年龄段用药安全，所发生的不良反应均属罕见及十分罕见级别，且程度轻微，预后良好。天津中医药大学第二附属医院作为组长单位，北京中医药大学东直门医院等 8 家单位参与实施完成的《热毒宁注射液治疗流感高热随机、双盲、多中心临床试验》中[4]，未见严重不良事件发生；试验药组（热毒宁注射液）发生输液反应 1 例，大便隐血阳性 1 例，白细胞减少 5 例；对照组（磷酸奥司他韦胶囊）发生白细胞减少 1 例，淋巴细胞比率升高 1 例。不良反应发生率的组间比较，差异无统计学意义。两组生命体征治疗前后变化，差异均无统计学意义

【参考文献】

[1] 吴凤娟. 热毒宁注射液的临床应用及不良反应. 中国药物经济学，2015（10）：28 – 30.

[2] Xu HM, Wang Y, Liu NF. Safety of an injection with a mixture of extracts from *Herba Artemisiae annuae*, *Fructus Gardeniae* and *Flos Lonicerae*. Pharm World Sci, 2009, 31（4）：458 – 463.

[3] 天津中医药临床评价研究所. 30860 例《热毒宁注射液临床安全性集中监测研究》报告. 2013.

[4] 天津中医药大学第二附属医院. 热毒宁注射液治疗流行性感冒高热（热毒袭肺证）有效性和安全性的多中心、随机、双盲双模拟、阳性药平行对照临床研究. 2014. 药品临床试验批件号：2010L00553.

4 热毒宁注射液（Reduning Zhusheye）雾化吸入用于上呼吸道感染、急性支气管炎的治疗

超药品说明书使用类型	□给药剂量、频率 □适用人群 □适应证 ■给药途径 □疗程
超药品说明书给药途径	雾化吸入
超药品说明书使用证据类型	□治疗指南 □临床路径 □专著、教材 □系统评价或 Meta 分析 □专家共识 ■随机对照的临床研究 □非随机干预性研究（队列研究，病例对照研究） □病例报告 □中医名家临证经验
中医辨证证候分型	外感风热型：患者可表现为高热、微恶风寒、头痛身痛、咳嗽、痰黄，舌苔薄白微黄或薄黄，脉浮数或滑数
证据说明	聂微萱等[1]在《热毒宁注射液超声雾化吸入治疗小儿急性支气管炎96例临床研究》中采用随机对照单盲分组，将96例患者随机分为治疗组（热毒宁注射液超声雾化组）和对照组（热毒宁注射液静脉滴注组），观察热毒宁注射液超声雾化吸入治疗小儿急性支气管炎的临床疗效，两组均采用吸氧、祛痰、抗感染综合治疗和给予利巴韦林注射液的基础治疗上，治疗组56例使用热毒宁注射液2mL于生理盐水20mL中超声雾化吸入，20min/次，1次/天，对照组40例使用热毒宁注射液0.6～0.8mL/（kg·d）加入生理盐水或5%葡萄糖100～250mL稀释静脉滴注，1次/天，疗程均为3天。疗效评价指标：观察用药前后患者症状及体征的改善情况，进行对照研究。疗效标准评价：3天后，体温恢复正常、咳嗽、咳痰、气喘等主要症状消失，听诊非呼吸无干湿音或是啰音，胸部X线检测无异常，患儿精神恢复正常玩耍，则为痊愈；治疗3天后，体温正常，咳嗽、咳痰显现有明显缓解气喘症状等感冒症状大部分消失，则为显效；治疗3天后，体温较前降低，听诊时干、湿啰音大部分消失，胸部X线检查好转，感冒症状大部分消失，则为有效；经治疗咳嗽、咳痰、气喘及胸部X线均无明显好转或病情加重者，则为无效。结果显示，治疗组痊愈率为39.29%，显效率为67.86%，总有效率94.63%，对照组痊愈率为20.00%，显效率为42.50%，总有效率为77.50%，治疗组显著优于对照组。表明，热毒宁注射液超声雾化吸入治疗小儿急性支气管炎作用直接，起效快，具有良好的治疗效果，在治疗小儿急性支气管炎方面具有较好的临床应用前景 王辉[2]在《热毒宁注射液雾化吸入治疗急性支气管炎的临床观察》中指出，将42例符合急性支气管炎诊断的患者，随机分成治疗组和对照组，两组均采用相同的抗感染、抗病毒、止咳化痰对症治疗，治疗组21例在此基础上加用热毒宁注射液10mL加入10mL生理盐水放入雾化器20min吸入治疗，1次/天，连用5天，对照组21例不加其他辅助治疗。疗效标准评价：治疗5天，体温恢复正常，临床症状体征消失，肺部啰音消失，则为治愈；治疗5天，体温恢复正常，临床症状体征明显减轻，肺部啰音基本消失或显著减少，则为显效；治疗5天，体温下降，临床症状体征减轻，肺部哮鸣音及湿啰音减少，则为有效；治疗5天，持续发热，临床症状未减轻或加重，则为无效。结果显示治疗组治愈率66.7%，显效率为85.7%，总有效率95.2%，对照组治愈率47.6%，显效率67.5%，总有效率为80.1%，治疗组显著优于对照组。表明热毒宁注射液雾化吸

续表

	入治疗急性支气管炎疗效确切，未见不良反应，可在临床推广使用

王严冬等[3] 在《热毒宁超声雾化吸入治疗急性上呼吸道感染发热临床研究》中指出，将 100 例患者随机分为治疗组和对照组，两组均采用维生素 C 2.0g 加入 500mL 林格液静脉滴注基础治疗，治疗组 46 例使用 3 天热毒宁注射液 20mL 加 0.9% 生理盐水 10mL 超声雾化吸入，每次 30min，1 次/天，对照组 54 例使用 3 天热毒宁注射液 20mL 加入 250mL 生理盐水中静脉滴注，1 次/天。疗效评价指标：观察用药前后患者发热症状及伴随症状、体征的改善情况。疗效标准评价：发热等症状改善指标参照《中药新药临床研究指导原则》的疗效标准拟定，症状分级定量标准参考]《内科疾病诊断标准》。结果显示治疗组和对照组治疗后的总有效率分别为 95.7% 和 44.4%，且优于对照组（ $P < 0.05$ ），治疗组退热和咽部、结膜充血等症状改善时间方面优于对照组（ $P < 0.05$ ）。表明热毒宁超声雾化吸入治疗急性上呼吸道感染疗效较好，值得推广使用

文献方法学质量评价

<table>
<tr><td colspan="8">针对于 RCT 的 Cochrane 风险偏倚评估工具</td></tr>
<tr><td>文献</td><td>①</td><td>②</td><td>③</td><td>④</td><td>⑤</td><td>⑥</td><td>⑦</td></tr>
<tr><td>[1]</td><td>是</td><td>不清楚</td><td>不清楚</td><td>不清楚</td><td>不清楚</td><td>不清楚</td><td>不清楚</td></tr>
<tr><td>[2]</td><td>是</td><td>不清楚</td><td>不清楚</td><td>不清楚</td><td>不清楚</td><td>不清楚</td><td>不清楚</td></tr>
<tr><td>[3]</td><td>是</td><td>不清楚</td><td>不清楚</td><td>不清楚</td><td>不清楚</td><td>不清楚</td><td>不清楚</td></tr>
</table>

注：①随机序列产生；②分配隐藏；③对研究者和受试者施盲；④研究结果盲法评价；⑤结果数据的完整性；⑥选择性报告研究结果；⑦其他偏倚来源。每个条目按照是、否、不清楚判定

循证评价证据级别 Ⅱa

推荐等级与意见 B 级

参考文献

[1] 聂微萱，杨立华，易宜江. 热毒宁注射液超声雾化吸入治疗小儿急性支气管炎 96 例临床研究. 亚太传统医药，2012，8（3）：125-126.
[2] 王辉. 热毒宁注射液雾化吸入治疗急性支气管炎的临床观察. 中国现代药物应用，2010，4（15）：140-141.
[3] 王严冬，劳成峰，潘伊凡，等. 热毒宁超声雾化吸入治疗急性上呼吸道感染发热临床研究. 湖北中医杂志，2011，33（3）：10-11.

产品说明书

【功能主治】清热、疏风、解毒。用于外感风热所致感冒、咳嗽，症见高热、微恶风寒、头痛身痛、咳嗽、痰黄；上呼吸道感染、急性支气管炎见上述证候者

【用法用量】静脉滴注。
成人剂量：一次 20mL，以 5% 葡萄糖注射液或 0.9% 氯化钠注射液 250mL 稀释后使用，滴速为每分钟 30~60 滴，一日 1 次。上呼吸道感染患者疗程为 3 日，急性气管-支气管炎患者疗程为 5 日，或遵医嘱
儿童剂量：3~5 岁，最高剂量不超过 10mL，以 5% 葡萄糖注射液或 0.9% 氯化钠注射液 50~100mL 稀释后静脉滴注，滴速为每分钟 30~40 滴，

一日 1 次；6 ~ 10 岁，一次 10mL，以 5% 葡萄糖注射液或 0.9% 氯化钠注射液 100 ~ 200mL 稀释后静脉滴注，滴速为每分钟 30 ~ 60 滴，一日 1 次；11 ~ 13 岁，一次 15mL，以 5% 葡萄糖注射液或 0.9% 氯化钠注射液 200 ~ 250mL 稀释后静脉滴注，滴速为每分钟 30 ~ 60 滴，一日 1 次；14 ~ 17 岁，一次 20mL，以 5% 葡萄糖注射液或 0.9% 氯化钠注射液 250mL 稀释后静脉滴注，滴速为每分钟 30 ~ 60 滴，一日 1 次；或遵医嘱

【规　　格】每支装 10mL

【禁　　忌】
1. 对本品过敏者禁用
2. 有药物过敏史者慎用
3. 孕妇、哺乳期妇女禁用

【注意事项】
1. 用药前应仔细询问患者用药史和过敏史，对过敏体质者、有药物过敏者慎用。如出现过敏性休克或者其他严重不良反应须立即停药并及时救治
2. 严格掌握用法用量及疗程。按照药品说明书推荐剂量、滴速、疗程使用药品。不超剂量、滴速和长期连续用药
3. 药品稀释应严格按照说明书用法用量配制，配制浓度不低于 1∶4（药液∶溶媒），不得随意改变稀释液的种类、稀释浓度和稀释溶液用量。配药应坚持即配即用，不宜长时间放置
4. 加强用药监护。本品滴速过快可能导致头昏、胸闷和局部皮疹。用药过程中应缓慢滴注，同时密切观察用药反应，特别是开始 30 分钟，如发现异常，应立即停药，采取积极措施救治患者
5. 本品不宜与其他药物在同一容器内混合使用，与青霉素类、氨基苷类和大环内酯类等药物配伍使用时可产生混浊或沉淀。谨慎联合用药，如确需要联合使用其他药品时，应考虑与中药注射剂的间隔时间以及药物相互作用等问题；如合并用药，在换药时需先用 5% 葡萄糖注射液或 0.9% 氯化钠注射液（50mL 以上）冲洗输液管或更换新的输液器，并应保持一定的时间间隔，以免药物相互作用产生不良反应
6. 本品是纯中药制剂，保存不当可能影响产品质量，使用前请认真检查，如发现本品出现浑浊、沉淀、变色、漏气或瓶身细微破裂者，均不能使用。如经 5% 葡萄糖注射液或 0.9% 氯化钠注射液 250mL 稀释后，出现浑浊亦不得使用
7. 既往有溶血（血胆红素轻度增高或尿胆原阳性者）现象发生者慎用
8. 临床试验曾有给药后实验室检查血 T－BIL、D－BIL 增高，与药物可能相关，用药后请定期检测血 T－BIL、D－BIL
9. 临床使用时应遵循原卫生部颁发的《中药注射剂临床使用基本原则》

【药物相互作用】不宜与大环内酯类药物合用

【药学提示】
药理学试验表明：本品对 2，4－二硝基苯酚、大肠杆菌引起大鼠发热以及三联疫苗引起家兔发热有解热作用；可延长流感病毒感染小鼠的平均存活时间，对流感病毒感染小鼠的肺指数有一定降低作用；对金黄色葡萄球菌感染小鼠和肺炎克雷伯菌感染小鼠的死亡率有一定降低作用；可抑制

	二甲苯所致小鼠耳郭肿胀；可提高小鼠血清碳粒廓清指数，提高血清溶血素水平，增强羊红细胞致小鼠迟发型超敏反应；可抑制醋酸所致小鼠扭体疼痛反应 毒理学试验表明：大鼠腹腔注射本品 5.2g、17.3g、41.6g 生药/（kg·d），连续 28 天，可见各给药组 GRAN 下降，高剂量组大鼠的脾脏系数增大，T - BIL 升高；Beagle 犬静脉注射本品 3.5g、17.4g、30.45g 生药/（kg·d），连续 28 天。结果提示，高剂量组犬肝脏有轻度损害，推注速度过快可引起心电图缺血性改变（S - T 段明显升高与 T 波融合）。另外，本品推注速度过快易引起流涎、呕吐等反应
不良反应文献报道	吴凤娟[1]选取 2014 年 4 - 12 月江苏省连云港市新浦区浦东社区卫生服务中心收治的 168 例应用热毒宁注射液的患者作为研究对象，所有患者均使用热毒宁注射液进行治疗，1 个疗程后，评价患者的临床疗效以及不良反应发生情况。结果显示 168 例患者治疗期间，出现瘙痒、皮疹等皮肤及附件损伤 4 例，恶心呕吐等消化系统损伤 3 例，过敏性休克 1 例，经及时抢救治疗，症状均明显缓解，未发生急性喉头水肿等严重不良反应。结论热毒宁注射液的临床应用广泛，疗效确切。但也可引起多种不良反应，临床医师应严格掌握本品的适应证、禁忌证，合理用药，以保障用药安全 2007 年由江苏省不良反应监测中心[2]组织，在 46 家医院开展 11 707 例热毒宁注射液医院集中监测研究，不良反应总体发生率为 0.38%，且多为皮疹、瘙痒、恶心、呕吐、腹泻等一般不良反应，常可自行缓解或消失，未见严重不良事件发生 2013 年由国家药品审评中心牵头的重大新药创制专项"真实世界研究"进行支撑，天津中医药临床评价研究所作为组长单位，中国医科大学附属第一医院、江苏省人民医院等 40 家医疗机构联合开展完成了 30860 例热毒宁注射液临床安全性集中监测研究[3]，研究方法采用前瞻性、大样本、多中心设计。结果显示，热毒宁注射液不良反应发生率仅为 0.065%，对儿童在内的各年龄段用药安全，所发生的不良反应均属罕见及十分罕见级别，且程度轻微，预后良好 南京中医药大学[4]推进的"热毒宁雾化给药对家兔眼结膜刺激性试验研究"结果表明，热毒宁注射液原液组、1/2 稀释原液组、1/4 稀释原液组 5mL 雾化给药家兔后，未见充血、水肿及分泌物，角膜透明，虹膜未见异常等刺激性症状

【参考文献】

[1] 吴凤娟. 热毒宁注射液的临床应用及不良反应. 中国药物经济学，2015（10）：28 - 30.

[2] Xu Houming, Wang Yue, Liu Naifeng. Safety of an injection with a mixture of extracts from *Herba Artemisiae annuae*, *Fructus Gardeniae and Flos Lonicerae*. Pharmacy World Sci, 2009, 31（4）：458 - 463.

[3] 天津中医药临床评价研究所. 30860 例《热毒宁注射液临床安全性集中监测研究》报告. 2013.

[4] 南京中医药大学. 热毒宁注射液雾化给药对家兔眼结膜刺激性试验研究. 2015，内部研究报告（未公开发表）.

5　疏风解毒胶囊（Shufeng Jiedu Jiaonang）用于社区获得性肺炎的治疗

超药品说明书使用类型	□给药剂量、频率　□适用人群　■适应证　□给药途径　□疗程
超药品说明书适应证	社区获得性肺炎
超药品说明书使用证据类型	■治疗指南　□临床路径　■专著、教材　□系统评价或 Meta 分析 □专家共识　■随机对照的临床研究　□非随机干预性研究（队列研究，病例对照研究）　□病例报告　□中医名家临证经验
中医辨证证候分型	风热袭肺证：以发热、畏风、鼻塞、鼻腔干热，或流浊涕，咳嗽或咯痰不爽，口干咽干咽痛，舌尖红，舌苔薄黄或薄白，脉数浮
证据说明	MICROMEDEX 中推荐内容：Tao 等[1]将 80 只 SPF 级雄性 6 周龄 SD 大鼠按随机数字表法分为 4 组建立急性肺损伤模型（0.9% 氯化钠溶液对照组腹腔内注入同体积的 0.9% 氯化钠溶液，其余三组腹腔缓慢注入 10mg/kg 的 LPS 制剂 2mL），分别为：0.9% 氯化钠溶液对照组（每天灌胃 0.9% 氯化钠溶液 2mL/kg）、LPS 模型组（每天灌胃 0.9% 氯化钠溶液 2mL/kg）、地塞米松治疗组（每天腹腔注射给药地塞米松粉针剂 5mg/kg）、疏风解毒胶囊治疗组（每天灌胃给药疏风解毒胶囊 100mg/kg），观察指标（第 1、3、5、7 天各组的血气分析、乳酸、肺组织 HE 染色病理学观察、IL-1β、TNF-α 免疫荧光标记后激光共聚焦显影、IL-1β、P-选择素、TGF-β、KC、C-Jun/AP-1 浓度、NF-κB 的 mRNA 表达水平的影响）。结果表明，疏风解毒胶囊组各个观察指标跟 LPS 模型组都有显著性差异，说明疏风解毒胶囊可抑制 LPS 诱导的炎性反应，减轻内毒素导致的肺损伤反应；其对于炎性反应的抑制机制可能与抑制 MAPK/NF-κB 通路、下调 NF-κB mRNA 的表达有关 《社区获得性肺炎中医诊疗指南（2011 版）》[2]中指出，对于风热袭肺证可采用疏风解毒胶囊进行治疗 《中成药临床应用指南感染性疾病分册》[3]中指出，对于社区获得性肺炎风热袭肺证可采用疏风解毒胶囊进行治疗 李颖等[4]《疏风解毒胶囊治疗社区获得性肺炎临床疗效及对抗生素使用时间的影响》中指出，将确诊为社区获得性肺炎患者 60 例随机分为治疗组和对照组，治疗组予基础治疗（0.9% 氯化钠溶液 100mL/头孢呋辛钠 1.5g，静脉滴注，每 8 小时 1 次，如伴有气急明显酌情加用解痉平喘药 0.9% 氯化钠溶液 100mL/多索茶碱 0.3g，静脉滴注，每 8 小时 1 次）加用疏风解毒胶囊（每次 4 粒，口服，每天 3 次）；对照组予基础治疗（0.9% 氯化钠溶液 100mL/头孢呋辛钠 1.5g，静脉滴注，每 8 小时 1 次，如伴有气急明显酌情加用解痉平喘药 0.9% 氯化钠溶液 100mL/多索茶碱 0.3g，静脉滴注，每 8 小时 1 次），疗程均为 7 天。参照《抗菌药物临床应用指导原则》及《中药新药临床研究指导原则》评价两组总疗效、中医证候疗效、中医证候积分和临床肺部感染评分（CPIS），并监测血常规、胸片的变化，同时统计抗生素使用天数和患者的满意度。结果表明：治疗组在总有效率、中医证候疗效、患者满意度、CPIS 上优于对照组，疏风解毒胶囊配合西药常规治疗对社区获得性肺炎疗效肯定，能减少抗生素的使用时间，且安全性好

张连国等[5]《疏风解毒胶囊治疗老年社区获得性肺炎患者的疗效评价》中指出,将确诊为老年 CAP 患者 100 例入院随机分成治疗组与对照组。治疗组患者予莫西沙星静滴同时予疏风解毒胶囊口服(莫西沙星,0.4g/天,疏风解毒胶囊,每次 4 粒,每日 3 次);对照组予莫西沙星静脉滴注(莫西沙星,0.4g/天)。两组均给予对症治疗 7 日。参照《中药新药临床研究指导原则》及《痰热清注射液治疗社区获得性肺炎疗效研究》中关于肺炎疗效的评估标准,观察两组患者治疗前后主要临床症状、体征、感染性相关指标、胸片 DR 变化情况,并评定患者临床治疗效果、不良反应发生情况。结果表明:治疗组的主要临床症状、体征恢复时间明显缩短,退热疗效尤其显著,而且血白细胞、中性粒细胞比例、C 反应蛋白及降钙素原等感染性指标在治疗后第 3 日显著降低(第 7 日基本恢复正常);胸部 DR 提示治疗组炎症病灶完全吸收率明显高于对照组,治疗组总有效率明显高于对照组

王春兰等[6]《疏风解毒胶囊联合抗生素治疗糖尿病合并肺部感染临床观察》中指出,前瞻性随机选取 223 例糖尿病合并肺部感染的患者分为对照组(120 例)和治疗组(103 例)。对照组予常规抗生素治疗,治疗组予常规抗感染治疗加服疏风解毒胶囊(每次 4 粒,每日 3 次),两组疗程均为 14天。控制糖尿病合并肺部感染患者的炎症反应,保护心、肝、肾、肺、脑等多个重要脏器损伤,减少感染相关的代谢紊乱等并发症,是糖尿病合并肺部感染患者疗效提高和预后改善的重要环节,因此观察两组生存率、体温、血糖、血酮、血清丙氨酸氨基转移酶(ALT)、天冬氨酸氨基转移酶(AST)、肌酐(Cr)、C 反应蛋白(CRP)、乳酸、降钙素原(PCT)、氧合指数的变化情况。结果两组生存率无显著性差异,但治疗组体温控制、血糖异常升高、血酮阳性率、ALT、AST、Cr、CRP、乳酸、PCT 改善较对照组明显,治疗组氧合指数高于对照组。疏风解毒胶囊有助于控制糖尿病合并肺部感染的炎症反应,提高氧合指数

文献方法学质量评价	针对于 RCT 的 Cochrane 风险偏倚评估工具						
	文献	①	②	③	④	⑤	⑥	⑦
	[4]	是	不清楚	不清楚	不清楚	不清楚	不清楚	不清楚
	[5]	不清楚	不清楚	不清楚	不清楚	不清楚	不清楚	不清楚
	[6]	不清楚	不清楚	不清楚	不清楚	不清楚	不清楚	不清楚

注:①随机序列产生;②分配隐藏;③对研究者和受试者施盲;④研究结果盲法评价;⑤结果数据的完整性;⑥选择性报告研究结果;⑦其他偏倚来源。每个条目按照是、否、不清楚判定

循证评价证据级别	Ⅱa
推荐等级与意见	B 级

续表

参考文献	[1] Tao ZG, Gao JY, Zhang GL, et al. Shufeng Jiedu Capsule protect against acute lung injury by suppressing the MAPK/NFκB pathway. Bio Science Trends, 2014, 8 (1): 45-51. [2] 社区获得性肺炎中医诊疗指南（2011版）. 中医杂志, 2011, (21): 1883-1888. [3] 王永炎, 晁恩祥, 王贵强. 中成药临床应用指南感染性疾病分册. 北京：中国中医药出版社, 2015: 41. [4] 李颖, 贾明月, 张静, 等. 疏风解毒胶囊治疗社区获得性肺炎临床疗效及对抗生素使用时间的影响. 中华中医药杂志, 2015, 30 (6): 2239-2242. [5] 张连国, 滕国杰, 周玉涛. 疏风解毒胶囊治疗老年社区获得性肺炎患者的疗效评价. 中国医药导刊, 2014, 16 (12): 1471-1474. [6] 王春兰, 吴学杰, 薛明明, 等. 疏风解毒胶囊联合抗生素治疗糖尿病合并肺部感染临床观察. 上海中医药杂志, 2014 (11): 39-41, 48.
产品说明书	【功能主治】疏风清热、解毒利咽。用于急性上呼吸道感染属风热证；症见发热，恶风，咽痛，头痛，鼻塞，流浊涕，咳嗽等 【用法用量】口服。一次4粒，一日3次 【规　格】每粒装0.52g 【禁忌及注意事项】 1. 过敏体质及对本品过敏者禁用 2. 目前尚无体温超过39.1℃时、白细胞总数>$10×10^9$/L、中性>80%的研究数据 3. 结膜热、疱疹性咽峡炎、妊娠及哺乳期妇女不在本次研究范畴 【药物相互作用】无 【药学提示】药效学试验结果表明，本品对琼脂所致小鼠足跖肿胀有一定抑制作用，对组织胺所致小鼠皮肤毛细血管通透性增加有抑制作用；能减少醋酸所致小鼠扭体反应次数
不良反应文献报道	疏风解毒胶囊治疗慢性阻塞性肺疾病急性加重期时的不良反应为偶见轻微恶心，可以自行缓解 【参考文献】 [1] 张连国, 李艳. 疏风解毒胶囊对慢性阻塞性肺疾病急性加重期的疗效及营养指标影响. 北京医学, 2015 (10): 974-976.

6 痰热清注射液（Tanreqing Zhusheye）用于慢性阻塞性肺疾病的治疗

超药品说明书使用类型	□给药剂量、频率　□适用人群　■适应证　□给药途径　□疗程
超药品说明书适应证	慢性阻塞性肺疾病

续表

超药品说明书使用证据类型	□治疗指南　□临床路径　□专著、教材　■系统评价或 Meta 分析 □专家共识　■随机对照的临床研究　□非随机干预性研究（队列研究、病例对照研究）　□病例报告　□中医名家临证经验
中医辨证证候分型	痰热阻肺证：发热，咳嗽，咳痰不爽，咽喉肿痛，口渴，舌红苔黄，脉弦数
证据说明	符子艺等[1]系统评价痰热清注射液治疗慢性阻塞性肺疾病合并呼吸衰竭的有效性和安全性。计算机检索 Cochrane 图书馆、Medline、EMbase、中国生物医学文献数据库（CBM）、中文科技期刊全文数据库（VIP）、中国期刊全文数据库（CNKI）和万方数据在线知识服务平台，纳入有关痰热清注射液治疗慢性阻塞性肺疾病合并呼吸衰竭的随机对照试验和半随机对照试验，根据 Cochrane Reviewer's Handbook 5.0 评价标准和工具对纳入的研究进行方法学质量评价，并使用 RevMan 5.1 软件进行统计分析。共纳入 10 个随机对照试验，共 635 名受试者。无研究提及失访，亦未做意向性分析。Meta 分析结果显示，痰热清注射液联合西医常规用药治疗慢性阻塞性肺疾病合并呼吸衰竭总有效率（$OR = 4.17$，95% CI 2.27 ~ 7.69）优于常规治疗组，差异有统计学意义 朱立成等[2]在《痰热清注射液对 AECOPD 患者免疫功能的影响》中，将 80 例患者随机分为治疗组对照组，每组各 40 例，均常规给予西药方案，治疗组另外加用痰热清注射液，疗程均为 14 天，比较各组治疗前后 $CD3^+$、$CD4^+$、$CD8^+$、$CD4^+/CD8^+$ 水平，NK 细胞水平，免疫球蛋白 IgA、IgG、IgM 的变化。使用 SPSS13.0 进行统计分析。研究显示两组患者 $CD3^+$、$CD4^+$、$CD4^+/CD8^+$ 和 NK 细胞均显著升高，$CD8^+$ 水平均降低，治疗组明显优于对照组，组间差异具有统计学意义（$P < 0.01$ 或 $P < 0.05$）。两组治疗后 IgA、IgG、IgM 均增加，各组内及组间比较差异无显著性（$P > 0.05$）。表明慢性阻塞性肺疾病急性发作期患者使用痰热清注射液可在免疫方面起到一定的改善作用

方法学质量评价	针对于 RCT 的 Cochrane 风险偏倚工具						
	文献	①	②	③	④	⑤	⑥	⑦
	［2］	不清楚	不清楚	不清楚	不清楚	是	不清楚	不清楚

注：①随机序列产生；②分配隐藏；③对研究者和受试者施盲；④研究结果盲法评价；⑤结果数据的完整性；⑥选择性报告研究结果；⑦其他偏倚来源。每个条目按照是、否、不清楚判定

循证评价证据级别	Ⅰa
推荐等级与意见	B 级
参考文献	［1］符子艺，刘小虹，任吉祥，等．痰热清注射液治疗慢性阻塞性肺疾病合并呼吸衰竭的 Meta 分析．中草药，2014，6：889 – 894. ［2］朱立成，李伟，尚云飞．痰热清注射液对 AECOPD 患者免疫功能的影响［J］．临床肺科杂志，2014，19（1）：58 – 59.

续表

产品说明书	【功能主治】本品清热、化痰、解毒。用于风温肺热病痰热阻肺证，症见：发热，咳嗽，咳痰不爽，咽喉肿痛，口渴，舌红苔黄，脉弦数。肺炎早期、急性支气管炎、慢性支气管炎急性发作及上呼吸道感染属上述证候者
	【用法用量】常用量：成人一般一次 20mL，重症患者一次可用 40mL，加入 5% 葡萄糖注射液或 0.9% 氯化钠注射液 250～500mL，静脉滴注，控制滴数，每分钟不超过 60 滴，一日 1 次；儿童按体重 0.3～0.5mL/kg，最高剂量不超过 20mL，加入 5% 葡萄糖注射液或 0.9% 氯化钠注射液250～500mL，静脉滴注，控制滴数，每分钟不超过 30～60 滴，一日 1 次；或遵医嘱
	【规　　格】每支装 10mL
	【禁忌及注意事项】 1. 对本品过敏或过敏体质者禁用 2. 使用前发现瓶盖漏气、瓶体有裂缝、溶液浑浊或有沉淀物不得使用 3. 使用本品应密切观察病情，如出现不良反应，应立即停药，视情况做相应处理 4. 不得和其他药物混合滴注。如合并用药，在换药时需先冲洗输液管，以免药物相互作用产生不良反应 5. 如病情需要，可和其他抗生素联合使用 6. 严格控制输液速度，滴速过快或有渗漏可引起局部疼痛 7. 尚未有孕妇用药资料
	【药物相互作用】尚不明确
不良反应报道	本品偶有过敏反应，可见皮疹、瘙痒

7　痰热清注射液（Tanreqing Zhusheye）用于社区获得性肺炎的治疗

超药品说明书使用类型	□给药剂量、频率　□适用人群　■适应证　□给药途径　□疗程
超药品说明书适应证	社区获得性肺炎
超药品说明书使用证据类型	□治疗指南　□临床路径　□专著、教材　□系统评价或 Meta 分析 □专家共识　■随机对照的临床研究　□非随机干预性研究（队列研究、病例对照研究）□病例报告　□中医名家临证经验
中医辨证证候分型	痰热阻肺证：发热，咳嗽，咳痰不爽，咽喉肿痛，口渴，舌红苔黄，脉弦数
证据说明	蒋红丽等[1]收集痰热清注射液治疗 CAP 随机对照试验文献，纳入的文献按不同治疗策略进行分层，Jadad 计分表评价纳入文献的质量，对纳入的试验做系统评价。符合纳入标准的论文共 12 篇，现有临床证据表明，在抗生素及对症治疗基础上给予痰热清注射液治疗 CAP 可以明显提高临床疗效，并明显改善咳嗽咳痰症状，缩短发热时间，促进 X 线胸片阴影的吸收和血象恢复，未见明显的不良反应

续表

张晓洁等[2]在《痰热清注射液治疗社区获得性肺炎的疗效观察》中，将139 例 CAP 患者随机分为两组，对照组（67 例）给予阿奇霉素 0.5g 静脉滴注，治疗组（72 例）在对照组治疗基础上加用痰热清注射液 20mL 静滴，均每日 1 次，7 天为 1 个疗程。研究显示治疗组临床症状、体征恢复时间较对照组明显缩短（$P < 0.05$ 或 $P < 0.01$）；两组治疗后血 WBC、中性粒细胞比例（N）及 CRP 较治疗前明显改善 [对照组：WBC $(6.5 \pm 4.0) \times 10^9$/L 比 $(12.7 \pm 4.2) \times 10^9$/L，N 0.70 ± 0.07 比 0.89 ± 0.03，CRP (15.4 ± 6.7) mg/L 比 (45.1 ± 8.0) mg/L；治疗组：WBC $(5.8 \pm 3.6) \times 10^9$/L 比 $(12.6 \pm 4.4) \times 10^9$/L，N 0.69 ± 0.06 比 0.89 ± 0.03，CRP (8.3 ± 4.6) mg/L 比 (44.9 ± 8.1) mg/L，均 $P < 0.05$]，治疗组 CRP 较对照组改善更明显（$P < 0.05$）。X 线胸片示治疗组炎症病灶全部吸收率明显高于对照组（34.7% 比 26.9%，$P < 0.05$）；治疗组总有效率明显高于对照组（95.8% 比 85.1%，$P < 0.05$）。均未见严重不良反应发生。表明痰热清注射液治疗 CAP 患者临床症状缓解快、疗效满意，无明显不良反应发生

方法学质量评价	针对于 RCT 的 Cochrane 风险偏倚工具						
	文献	①	②	③	④	⑤	⑥	⑦
	[1]	不清楚	不清楚	不清楚	不清楚	是	不清楚	不清楚
	[2]	不清楚	不清楚	不清楚	不清楚	是	不清楚	不清楚

注：①随机序列产生；②分配隐藏；③对研究者和受试者施盲；④研究结果盲法评价；⑤结果数据的完整性；⑥选择性报告研究结果；⑦其他偏倚来源。每个条目按照是、否、不清楚判定

循证评价证据级别	Ⅰa
推荐等级与意见	B 级

参考文献

[1] 蒋红丽，毛兵，钟云青，等．痰热清注射液治疗社区获得性肺炎随机对照试验的系统评价．中西医结合学报，2009，1：9 - 19.
[2] 张晓洁，周可幸，陈志明．痰热清注射液治疗社区获得性肺炎的疗效观察 [J]．中国中西医结合急救杂志，2010，17（5）：292 - 294.

产品说明书

【功能主治】本品清热、化痰、解毒。用于风温肺热病痰热阻肺证，症见：发热，咳嗽，咳痰不爽，咽喉肿痛，口渴，舌红苔黄，脉弦数。肺炎早期、急性支气管炎、慢性支气管炎急性发作及上呼吸道感染属上述证候者

【用法用量】常用量：成人一般一次 20mL，重症患者一次可用 40mL，加入 5% 葡萄糖注射液或 0.9% 氯化钠注射液 250～500mL，静脉滴注，控制滴数，每分钟不超过 60 滴，一日 1 次；儿童按体重 0.3～0.5mL/kg，最高剂量不超过 20mL，加入 5% 葡萄糖注射液或 0.9% 氯化钠注射液 250～500mL，静脉滴注，控制滴数，每分钟不超过 30～60 滴，一日 1 次；或遵医嘱

续表

	【规　格】每支装 10mL
	【禁忌及注意事项】 1. 对本品过敏或过敏体质者禁用 2. 使用前发现瓶盖漏气、瓶体有裂缝、溶液浑浊或有沉淀物不得使用 3. 使用本品应密切观察病情，如出现不良反应，应立即停药，视情况做相应处理 4. 不得和其他药物混合滴注。如合并用药，在换药时需先冲洗输液管，以免药物相互作用产生不良反应 5. 如病情需要，可和其他抗生素联合使用 6. 严格控制输液速度，滴速过快或有渗漏可引起局部疼痛 7. 尚未有孕妇用药资料
	【药物相互作用】尚不明确
不良反应报道	本品偶有过敏反应，可见皮疹、瘙痒

8　止喘灵注射液（Zhichuanling Zhusheye）雾化吸入用于喘息性支气管炎的治疗

超药品说明书使用类型	□给药剂量、频率　□适用人群　□适应证　■给药途径　□疗程
超药品说明书给药途径	雾化吸入
超药品说明书使用证据类型	□治疗指南　□临床路径　□专著、教材　□系统评价或 Meta 分析 □专家共识　■随机对照的临床研究　□非随机干预性研究（队列研究，病例对照研究）　□病例报告　□中医名家临证经验
中医辨证证候分型	痰浊阻肺、肺失宣降所致的哮喘、咳嗽、胸闷、痰多
证据说明	尤家平[1]在《止喘灵雾化吸入治疗喘息型支气管炎临床研究》中指出，治疗组 100 例，给予止喘灵超声雾化吸入（每次 2mL，加入 30mL 生理盐水中，吸入 20min 以上，每日 2 次）；对照组 100 例，给予止喘灵肌注（2mL/次，每日 2 次）；另 50 例口服消咳喘糖浆（10mL/次，每日 3 次）。均用药 7 天，结果发现用止喘灵超声雾化吸入后能达到快速的止咳化痰，平喘及消炎作用，与两组对照比较均有显著性差异，$P < 0.05$ 赵亚佩[2]在《止喘灵注射液佐治儿童喘息性支气管炎 136 例疗效观察》中指出，将 136 例患者随机分成两组，观察组给予止喘灵 2mL，可必特雾化吸入液（1.25mL，加入生理盐水 5mL），氧气驱动雾化吸入（以 4 ~ 5L/s 的氧气流量进行雾化，吸入时间 15 ~ 20min）。对照组选用吸入用布地奈德混悬液 0.5mg，可必特雾化吸入液（1.25mL，加入生理盐水 5mL，雾化吸入方法同观察组）。两组患儿均经常规抗感染、止咳等治疗，雾化吸入早晚各 1 次，疗程 1 周。当两组患儿再次出现咳嗽气喘等呼吸道感染症状时治疗方法同第一次，所有患儿随访半年。结果显示采用止喘灵注射液雾化吸入辅助治疗儿童喘息性支气管炎及哮喘急性发作具有同吸入用布地奈德混悬液同样的效果。由于止喘灵注射液的抗炎、抗菌、止咳、平喘、免疫增强的功效，半年随访观察组的呼吸道感染次数明显减少，止喘灵可使反复呼吸道感染患儿的感染次数减少

续表

文献方法学质量评价	针对于 RCT 的 Cochrane 风险偏倚评估工具						
	文献	①	②	③	④	⑤	⑥ ⑦
	[1]	不清楚	不清楚	不清楚	不清楚	不清楚	不清楚 不清楚
	[2]	不清楚	不清楚	不清楚	不清楚	不清楚	不清楚 不清楚
	注：①随机序列产生；②分配隐藏；③对研究者和受试者施盲；④研究结果盲法评价；⑤结果数据的完整性；⑥选择性报告研究结果；⑦其他偏倚来源。每个条目按照是、否、不清楚判定						
循证评价证据级别	Ⅱa						
推荐等级与意见	B 级						
参考文献	[1] 尤家平. 止喘灵雾化吸入治疗喘息型支气管炎临床研究. 现代中西医结合杂志，2000，9（17）：1641－1642. [2] 赵亚佩. 止喘灵注射液佐治儿童喘息性支气管炎136例疗效观察. 中国煤炭工业医学杂志，2010，13（1）：60－61.						
产品说明书	【功能主治】平喘，止咳，祛痰。用于哮喘，咳嗽，胸闷痰多；支气管哮喘，喘息性气管炎						
	【用法用量】肌注，一次2mL，一日2~3次；7岁以下儿童酌减。1~2周为一疗程，或遵医嘱						
	【规　格】每支装2mL						
	【禁忌及注意事项】 1. 青光眼禁用 2. 严重高血压、冠心病、前列腺肥大、尿潴留患者在医师指导下使用						
	【药物相互作用】暂未发现						
	【药学提示】无						
不良反应文献报道	暂无相关报道						

第二章　心血管疾病

1　金匮肾气丸（Jinkui Shenqi Wan）用于高血压病的治疗

超药品说明书使用类型	□给药剂量、频率　□适用人群　■适应证　□给药途径　□疗程
超药品说明书适应证	高血压病
超药品说明书使用证据类型	□治疗指南　□临床路径　□专著、教材　□系统评价或 Meta 分析 ■专家共识　□随机对照的临床研究　■非随机干预性研究（队列研究，病例对照研究）　□病例报告　□中医名家临证经验
中医辨证证候分型	肾阳亏虚证：症见头晕头痛，腰膝酸软，畏寒肢冷，面色㿠白，小便频数、清长、夜尿多；舌淡胖苔白，脉沉弱而迟
证据说明	Wang 等[1]通过对 40 位高血压病专家进行 3 轮的问卷调查，分析高血压病患者中成药的使用情况，结果发现，专家针对金匮肾气丸是治疗高血压病的有效中成药这一结论已经形成共识 李秉涛等[2]在《金匮肾气丸治疗高血压病 68 例》中指出，选择 41～82 岁高血压患者 68 例，患者血压在 150～180mmHg/90～120mmHg 波动。治疗方法：取浓缩金匮肾气丸，早、中、晚各服 10 丸，60 天为 1 个疗程，治疗 3～4 个疗程判断疗效。治疗效果：显效。治疗 3 个疗程，患者自觉症状消失，测血压基本在正常范围，头不晕、下肢不水肿、小便正常、腰膝不酸软、走路有力 62 例，有效率为 91.25%
文献方法学质量评价	针对非随机干预性试验的 MINORS 的条目 文献　① ② ③ ④ ⑤ ⑥ ⑦ ⑧ ⑨ ⑩ ⑪ ⑫ [2]　2　2　2　2　2　0　0　0　0　0　2　2 注：①明确给出了研究目的；②纳入患者的连贯性；③预期数据的收集；④终点指标能恰当的反映研究目的；⑤终点指标评价的客观性；⑥随访时间是否充足；⑦失访率低于 5%；⑧是否估算了样本量；⑨对照组的选择是否恰当；⑩对照组是否同步；⑪组间基线是否可比；⑫统计分析是否恰当。每一条分为 0～2 分。前 8 条针对无对照组的研究，最高分为 16 分；后 4 条与前 8 条一起针对有对照组的研究，最高分共 24 分。0 分表示未行报道；1 分表示报道了但信息不充分；2 分表示报道了且提供了充分的信息
循证评价证据级别	Ⅱb
推荐等级与意见	B 级

续表

参考文献	[1] Wang LY, KamWa Chan, Ya YW, et al. Expert Consensus on the Treatment of Hypertension with Chinese Patent Medicines. Evid Based Complement Alternat Med, 2013：510146. [2] 李秉涛, 张居运, 张晓萌. 金匮肾气丸治疗高血压病 68 例. 中医杂志, 2003, 44（10）：757.
产品说明书	【功能主治】温补肾阳, 化气行水。用于肾虚水肿, 腰膝酸软, 小便不利, 畏寒肢冷
	【用法用量】口服, 一次 4 ~ 5g（20 ~ 25 粒）, 一日 2 次
	【规　　格】每瓶装 360 粒
	【禁忌及注意事项】 1. 忌房欲、气恼 2. 忌食生冷食物 3. 孕妇禁用
	【药物相互作用】暂无
	【药学提示】暂无
不良反应文献报道	暂无相关报道

2　芪参益气滴丸（Qishen Yiqi Diwan）用于心力衰竭的治疗

超药品说明书使用类型	□给药剂量、频率　□适用人群　■适应证　□给药途径　□疗程
超药品说明书适应证	心力衰竭
超药品说明书使用证据类型	□治疗指南　□临床路径　□专著、教材　■系统评价或 Meta 分析 □专家共识　■随机对照的临床研究　□非随机干预性研究（队列研究, 病例对照研究）　■病例报告　□中医名家临证经验
中医辨证证候分型	气虚血瘀型：此类患者可表现为神疲乏力, 心悸, 劳则气喘, 面部暗红, 唇暗, 舌质暗或紫暗或有瘀斑, 舌苔薄白, 脉沉无力或促、涩、结代
证据评价	高长春等[1] 在《芪参益气滴丸治疗慢性充血性心力衰竭有效性及安全性的 Meta 分析》中, 检索 Cochrane 图书馆临床对照试验资料库（2013 年第 2 期）、Embase（1966 年至 2013 年 6 月）、Pubmed（1966 年至 2013 年 6 月）、万方数字化期刊库（1981 年至 2013 年 6 月）、中国学术文献总库（CNKI, 1979 年至 2013 年 6 月）、万方数字化期刊库（1981 年至 2013 年 6 月）、中文科技期刊数据库（1989 年至 2013 年 6 月）, 纳入 13 篇[2-14] 关于芪参益气滴丸治疗充血性心力衰竭的随机对照研究。以心功能改善为疗效尺度。结论：芪参益气滴丸治疗充血性心力衰竭安全有效
	刘军刚等[15] 在《芪参益气滴丸治疗慢性心力衰竭的 Meta 分析》中指出, 检索 Cochrane 图书馆（2012 年第 12 期）, Pubmed, Pubmed Central, Medline, Embase, 万方数字化期刊库、中国期刊全文数据库（CJFD）、中文科技期刊数据库、中国生物医学文献数据库等均从建库到 2012 年 11 月, 共纳入 18 个临床研究[2,4-6,8-14,16-22]。结论：在常规抗心力衰间竭治疗基础

续表

上加芪参益气滴丸可改善患者心功能，增加心排血量（CO）、缩小左心室舒张末期内径（LVEDd）和左心室收缩末期内径（LVESd）、减少再次住院率

裴英豪等[23]在《芪参益气滴丸治疗慢性心力衰竭的疗效及安全性系统评价》中指出，检索 CNKI（1979 年 1 月至 2012 年 12 月）、万方数据库（1989 年 1 月至 2012 年 12 月）、CBM（1978 年至 2012 年），共纳入 8 个研究[5,6,9,11,16-18,24]。Meta 分析结果显示，西药常规加芪参益气滴丸与单纯西药常规治疗比较，能显著改善心力衰竭患者各项指标，对心功能改善效果显著；增加左室射血分数的作用；对左室舒张末内径的减小有较为明显的正性作用。此外同时，分别有 3 项研究显示芪参益气滴丸增加 6min 步行距离，有 4 项研究显示降低 BNP 水平。结论：芪参益气滴丸加西药常规与单纯西药常规治疗 CHF 可进一步提高临床疗效，但证据质量低，仍需高质量研究的证据支持

曲凤等[25]在《芪参益气滴丸治疗缺血性心力衰竭的系统评价》中指出，检索 CNKI、VIP、WANFANG、PubMed、Cochrane 图书馆，检索时间为建库至 2013 年 2 月，共纳入 10 篇[2-5,22,26-30]随机对照试验。Meta 分析结果显示，与单纯西药常规治疗相比，芪参益气滴丸联合西药常规治疗可有效提高左室射血分数并增加 6min 步行距离，芪参益气滴丸可降低血浆 BNP 水平。结论：芪参益气滴丸可改善缺血性心力衰竭患者心功能，但是由于纳入文献数量有限，质量不高，缺乏足够的证据支持其推广应用

王拴虎等[31]在《西药常规加用芪参益气滴丸治疗慢性心力衰竭随机对照试验的系统评价》中指出，检索中国期刊全文数据库（CNKI，2003 年 1 月至 2012 年 5 月）、中文科技期刊全文数据库（VIP，2003 年至 2012 年 5 月）、万方期刊数据库（WanFang，2003 年至 2012 年 5 月）、PubMed（2003 年至 2012 年 5 月）、Cochrane library（Issue 5，2012）。共纳入符合标准的研究 17 个[2,3,5,7,8,11,12,14,16,17,19-22,32-34]。Meta 分析结果显示，西药常规加用芪参益气滴丸与西药常规治疗比较，可降低再住院率及病死率，提高慢性心力衰竭患者的临床疗效；改善心功能疗效；增加左室射血分数。结论：西药常规加用芪参益气滴丸较单纯西药常规治疗慢性心力衰竭可进一步提高临床疗效且安全，但上述结论尚需更多大样本高质量临床试验加以验证

除以上系统评价或 Meta 分析中包含的 29 篇 RCT 外，另有 38 篇[35-72] RCT，结果均为加用芪参益气滴丸的治疗组治疗心力衰竭优于对照组。其中 19 篇谈及安全性，18 篇结果为未见明显不良反应。1 篇发现不良反应：郝海群[48]在《缺血性心力衰竭采用芪参益气滴丸治疗的有效性和安全性分析》中指出，观察组治疗后的不良反应发生率（14.99%）明显低于对照组（40%），不良反应包括血压下降、肝肾功能异常、心率下降等

病例报告 2 篇[73-74]，结果均为：芪参益气滴丸能使慢性心功能不全患者左室收缩末内径缩小、左室舒张末内径缩小，左室射血分数增高，心功能改善。均无明显不良反应

续表

	针对于 RCT 的 Cochrane 风险偏倚评估工具						
文献	①	②	③	④	⑤	⑥	⑦
[2]	是	不清楚	不清楚	不清楚	是	不清楚	不清楚
[3]	不清楚	不清楚	不清楚	不清楚	是	不清楚	不清楚
[4]	不清楚	不清楚	是	不清楚	是	不清楚	不清楚
[5]	不清楚	不清楚	不清楚	不清楚	是	不清楚	不清楚
[6]	不清楚	不清楚	不清楚	不清楚	是	不清楚	不清楚
[7]	不清楚	不清楚	不清楚	不清楚	是	不清楚	不清楚
[8]	不清楚	不清楚	不清楚	不清楚	是	不清楚	不清楚
[9]	不清楚	不清楚	不清楚	不清楚	是	不清楚	不清楚
[10]	不清楚	不清楚	不清楚	不清楚	是	不清楚	不清楚
[11]	不清楚	不清楚	不清楚	不清楚	是	不清楚	不清楚
[12]	不清楚	不清楚	不清楚	不清楚	是	不清楚	不清楚
[13]	不清楚	不清楚	不清楚	不清楚	是	不清楚	不清楚
[14]	不清楚	不清楚	不清楚	不清楚	是	不清楚	不清楚
[16]	不清楚	不清楚	不清楚	不清楚	是	不清楚	不清楚
[17]	是	不清楚	不清楚	不清楚	是	不清楚	不清楚
[18]	是	不清楚	不清楚	不清楚	是	不清楚	不清楚
[19]	不清楚	不清楚	不清楚	不清楚	是	不清楚	不清楚
[20]	不清楚	不清楚	不清楚	不清楚	是	不清楚	不清楚
[21]	不清楚	不清楚	不清楚	不清楚	是	不清楚	不清楚
[22]	不清楚	不清楚	不清楚	不清楚	是	不清楚	不清楚
[24]	是	不清楚	不清楚	不清楚	是	不清楚	不清楚
[26]	不清楚	不清楚	不清楚	不清楚	是	不清楚	不清楚
[27]	不清楚	不清楚	不清楚	不清楚	不清楚	不清楚	不清楚
[28]	不清楚	不清楚	不清楚	不清楚	不清楚	不清楚	不清楚
[29]	否	不清楚	不清楚	不清楚	是	不清楚	不清楚
[30]	不清楚	不清楚	不清楚	不清楚	是	不清楚	不清楚
[32]	不清楚	不清楚	不清楚	不清楚	是	不清楚	不清楚
[33]	不清楚	不清楚	不清楚	不清楚	是	不清楚	不清楚
[34]	不清楚	不清楚	不清楚	不清楚	是	不清楚	不清楚

文献方法学质量评价

注：①随机序列产生；②分配隐藏；③对研究者和受试者施盲；④研究结果盲法评价；⑤结果数据的完整性；⑥选择性报告研究结果；⑦其他偏倚来源。每个条目按照是、否、不清楚判定

续表

循证评价证据级别	[1, 15, 23, 25, 31] Ⅰa [2-14, 16-22, 24, 26-30, 32-72] Ⅱa [73-74] Ⅲb
推荐等级与意见	B级
参考文献	[1] 高长春, 徐国良, 秦玲. 芪参益气滴丸治疗慢性充血性心力衰竭有效性及安全性的 Meta 分析. 中国中医急症, 2014, 23 (2): 232-234. [2] 贾海莲, 张克清. 芪参益气滴丸对缺血性心肌病心力衰竭患者心功能及 NT-proBNP 的影响. 中国实验方剂学杂志, 2012, 18 (2): 228-230. [3] 王伟东. 芪参益气滴丸治疗冠心病慢性充血性心力衰竭临床观察. 中医药信息, 2011, 28 (4): 83-84. [4] 曹莉芳, 霍本良, 王立旗. 芪参益气滴丸治疗冠心病慢性心力衰竭的临床研究. 中国医药指南, 2012, 10 (25): 442-443. [5] 王冬, 王岩. 芪参益气滴丸治疗冠心病心力衰竭的临床观察. 吉林医学, 2010, 31 (16): 2418-2419. [6] 谢东阳, 蔡九妹. 芪参益气滴丸治疗扩张性心肌病心衰 60 例. 中国中医药现代远程教育, 2010, 8 (15): 90-91. [7] 田芳. 芪参益气滴丸治疗老年充血性心力衰竭疗效评价. 山东医药, 2008, 48 (28): 47-48. [8] 蒙莫珂. 芪参益气滴丸治疗老年慢性心力衰竭疗效观察. 中国误诊学杂志, 2010, 10 (13): 3097. [9] 钟东. 芪参益气滴丸治疗慢性充血性心力衰竭 74 例的疗效观察. 内科, 2010, 5 (2): 135-136. [10] 付华宾, 彭志群, 胡孟泉. 芪参益气滴丸治疗慢性充血性心力衰竭疗效观察. 中国保健营养, 2012, 7: 2149-2150. [11] 李晓红, 吴小刚. 芪参益气滴丸治疗慢性充血性心力衰竭疗效观察. 临床合理用药, 2010, 3 (15): 41-42. [12] 任玉环. 芪参益气滴丸治疗慢性心力衰竭 62 例临床观察. 吉林医学, 2012, 33 (2): 273-274. [13] 廖瑜修. 芪参益气滴丸治疗慢性心力衰竭疗效观察. 现代中西医结合杂志, 2008, 17 (25): 3928-3929. [14] 王建香. 芪参益气滴丸治疗慢性心力衰竭临床疗效观察. 中西医结合心脑血管病杂志, 2012, 10 (8): 901-902. [15] 刘军刚, 顾万红, 刘效栓, 等. 芪参益气滴丸治疗慢性心力衰竭的 Meta 分析. 中国新药与临床杂志, 2014, 33 (3): 189-195. [16] 陈图刚, 谭维羚, 马战清. 芪参益气滴丸对慢性心力衰竭患者心功能和细胞因子的影响. 中国老年学杂志, 2011, 3 (31): 742. [17] 隋朔. 芪参益气滴丸对慢性心力衰竭患者血浆脑钠肽水平及心功能的影响. 沈阳: 中国医科大学, 2009: 1. [18] 余波. 芪参益气滴丸治疗老年慢性充血性心力衰竭疗效观察. 药物流行病学杂志, 2012, 21 (8): 383.

[19] 林学，潘文晶，包永健．芪参益气滴丸治疗慢性充血性心力衰竭的临床观察．中国临床实用医学，2010，4（10）：164.

[20] 刘建，贾静涛．芪参益气滴丸治疗慢性心力衰竭疗效观察．中医中药，2012，19（6）：112.

[21] 陈朝霞，王少霞．芪参益气滴丸治疗慢性心力衰竭临床观察．吉林医学，2011，32（17）：3449.

[22] 张捷，邓涛，陈本发．芪参益气滴丸治疗缺血性心肌病心力衰竭患者的临床观察．当代医学，2012，18（14）：77.

[23] 裴英豪，朱翠玲，朱明军，等．芪参益气滴丸治疗慢性心力衰竭的疗效及安全性系统评价．中国中医急症，2013，22（9）：1472 - 1475.

[24] 何水生，曾艳．芪参益气滴丸对扩张型心肌病的远期疗效观察．中国基层医药，2011，18（13）：1841 - 1842.

[25] 曲凤，邢冬梅，郑文科，等．芪参益气滴丸治疗缺血性心力衰竭的系统评价．中国实验方剂学杂志，2014，20（3）：213 - 218.

[26] 马爱玲，吴兆增，邵宁．芪参益气滴丸对缺血性心衰与非缺血性心衰的治疗作用比较．山西中医学院学报，2013，36（1）：80 - 81.

[27] 陈世蓉．芪参益气滴丸治疗冠心病慢性心衰心绞痛疗效分析．中外健康文摘，2011，8（39）：420.

[28] 安炎霞，张群生，丁智晓．芪参益气滴丸治疗冠心病心力衰竭的临床观察．实用心脑肺血管病杂志，2010，18（3）：367.

[29] 曹继云，杨延，张学颖，等．芪参益气滴丸联合螺内酯治疗冠心病、慢性心功能不全疗效观察．医学理论与实践，2012，25（18）：2231 - 2232.

[30] 祁俊仙，袁如玉，李广平，等．冠心病慢性心力衰竭患者血清脂联素水平及芪参益气滴丸对其影响．陕西医学杂志，2010，39（12）：1624 - 1626.

[31] 王拴虎，毛静远，侯雅竹，等．西药常规加用芪参益气滴丸治疗慢性心力衰竭随机对照试验的系统评价．中国中西医结合杂志，2013，33（11）：1468 - 1475.

[32] 滕伟．芪参益气滴丸治疗慢性充血性心功能不全的临床观察．中外健康文摘，2012，9（2）：142.

[33] 何柳平，吴玉付．芪参益气滴丸治疗慢性充血性心力衰竭窦性心律震荡的临床研究．天津中医药，2009，26（3）：202.

[34] 牛敏芬．芪参益气滴丸治疗慢性心力衰竭83例临床观察．中外健康文摘，2008，11（22）：36.

[35] 尹伟，杜廷海．芪参益气滴丸治疗冠心病心力衰竭患者的临床观察．中国医药指南，2014，12（3）：170 - 171.

[36] 顾明峰．芪参益气滴丸治疗冠心病心力衰竭临床疗效观察．亚太传统医药，2014，10（16）：103 - 104.

[37] 吕干．芪参益气滴丸治疗慢性充血性心力衰竭的临床观察．临床医学，2012，32（12）：113 - 114.

续表

[38] 孙大英，周生琴，刘伟霞．芪参益气滴丸治疗慢性充血性心力衰竭疗效观察．中国实用医药，2013，8（21）：189-190.

[39] 杨国栋．芪参益气滴丸治疗慢性充血性心力衰竭临床分析．亚太传统医药，2015，11（7）：114-115.

[40] 焦秀清，代升平．芪参益气滴丸治疗慢性心力衰竭的临床观察．中国实用医药，2013，8（3）：39-40.

[41] 邵雪松．芪参益气滴丸治疗慢性心力衰竭的临床观察．中西医结合心脑血管病杂志，2015，13（15）：1745-1746.

[42] 李燕子，颜学槐．芪参益气滴丸治疗慢性心力衰竭的临床观察．中国临药物经济学，2015（4）：82-84.

[43] 丁树根，周明林，郑梅生．芪参益气滴丸治疗慢性心力衰竭的临床疗效观察．光明中医，2014，29（2）：293.

[44] 解飞．芪参益气滴丸治疗缺血性心肌病心功能不全的综合疗效评价．陕西中医，2015，36（7）：814-815.

[45] 赵桂华．芪参益气滴丸治疗缺血性心脏病心衰疗效观察．亚太传统医药，2014，10（17）：96-97.

[46] 何少雷．芪参益气滴丸治疗舒张性心力衰竭的临床研究．包头医学院学报，2015，31（11）：43-44.

[47] 冉秀荣．芪参益气滴丸治疗糖尿病心脏病合并心功能不全的临床研究．中医临床研究，2014，6（5）：1-2.

[48] 郝海群．缺血性心力衰竭采用芪参益气滴丸治疗的有效性和安全性分析．中医临床研究，2015，7（22）：74-75.

[49] 王红．中西医结合治疗慢性充血性心力衰竭30例．湖南中医杂志，2012，28（6）：21-22.

[50] 胡建华，陈世健，刘琨，等．芪参益气滴丸对舒张性心力衰竭患者左室舒张功能及血浆脑钠肽的影响．中成药，2015，37（5）：959-961.

[51] 李建兵，米彩卿，白敏，等．芪参益气滴丸治疗老年慢性充血性心力衰竭的临床观察．2011第七届海河之滨心脏病学会议论文汇编，2011.

[52] 辛凡永．芪参益气滴丸治疗慢性心力衰竭40例疗效观察．环球中医药，2015，8（1）：59.

[53] 马春亚．芪参益气滴丸治疗气虚血瘀型慢性心力衰竭的临床疗效观察．中医中药，2015，5（36）：347-348.

[54] 张新友．芪参益气滴丸治疗糖尿病心脏病合并心功能不全的临床疗效观察．中国伤残医学，2016，24（2）：99-100.

[55] 罗建华．芪参益气滴丸治疗无症状性心力衰竭疗效观察．中国临床实用医学，2007，1（4）：68-69.

[56] 时阳成，郭晓玲，孙顺样．芪参益气滴丸治疗缺血性心肌病的临床分析．中国循证心血管医学杂志，2012，4（6）：566-567.

[57] 张芝辉，袁艳珍．芪参益气滴丸对老年心力衰竭患者心功能及淋巴细胞亚群的影响．中国医学创新，2013，10（31）：26-28.

[58] 邵正斌，戴小华，毛静远. 芪参益气滴丸对慢性心力衰竭患者心功能及超敏 C - 反应蛋白的影响. 中国实验方剂学杂志，2015，21 (15)：152 - 155.

[59] 关秀军，邓斌，周旭军. 芪参益气滴丸对慢性心衰患者心室重构及炎性因子的影响. 时珍国医国药，2013，24 (3)：681 - 682.

[60] 李欣. 芪参益气滴丸联合曲美他嗪治疗左室射血分数保留心衰的临床研究. 中西医结合心脑血管病杂志，2014，12 (5)：557 - 558.

[61] 项素珍. 芪参益气滴丸治疗气虚血瘀型慢性心衰（冠心病心功能不全）的临床观察. 武汉：湖北中医药大学，2015：1 - 12.

[62] 张彬. 芪参益气滴丸治疗气虚血瘀型慢性心衰的临床观察. 沈阳：辽宁中医药大学，2013：22 - 25.

[63] 林国伟. 芪参益气滴丸治疗气虚血瘀型心力衰竭临床研究. 广州：广州中医药大学，2014：22 - 25.

[64] 秦春红. 芪参益气滴丸治疗缺血性心脏病心衰 60 例. 中国民间疗法，2013，21 (9)：39 - 40.

[65] 李云峰. 90 例芪参益气滴丸冠心病心力衰竭的效果观察. 世界最新医学信息文摘，2015，15 (28)：38 - 39.

[66] 余承云. 芪参益气滴丸对缺血性心肌病心力衰竭患者的效果. 中国乡村医药，2015，22 (21)：30 - 31.

[67] 张俊岭，李全恩. 芪参益气滴丸对舒张性心力衰竭患者血浆中脑钠肽和心功能的影响. 实用医学杂志，2013，29 (1)：132 - 133.

[68] 滑劲咏. 芪参益气滴丸对顽固性心力衰竭患者 BNP 及心功能的影响. 中国实用医药，2013，8 (4)：140 - 141.

[69] 卢廷贵. 芪参益气滴丸对心力衰竭患者 BNP 水平及心功能的影响. 光明中医，2013，28 (6)：1125 - 1126.

[70] 丰冠鹏，魏运亮，宗书峰，等. 芪参益气滴丸辅助治疗缺血性心肌病的临床观察. 中国实用医药，2015，10 (29)：158 - 159.

[71] 郑俊华，唐浩然，景丽英. 芪参益气滴丸联合阿托伐他汀对慢性心力衰竭患者心功能和 BNP、TNF - α 和 IL - 6 的影响. 中华临床医师杂（电子版）志，2014，8 (16)：2972 - 2975.

[72] 吴波，袁文金. 芪参益气滴丸对慢性心力衰竭患者心功能及血浆超敏 C 反应蛋白和 B 型脑钠肽的影响. 中国实验方剂学杂志，2013，19 (13)：308 - 310.

[73] 龙文，罗建华，周桂花. 芪参益气滴丸治疗慢性心功能不全疗效分析. 井冈山医专学报，2006，1 (13)：47.

[74] 袁海伦. 芪参益气滴丸治疗慢性心力衰竭 75 例疗效分析. 中国医学工程，2015，23 (2)：131.

产品说明书	【功能主治】益气通脉，活血止痛。用于气虚血瘀型胸痹。症见胸闷胸痛，气短乏力，心悸、面色少华、自汗、舌体胖有齿痕、舌质暗或紫暗有瘀斑，脉沉或沉弦；适用于冠心病心绞痛见上述证候
	【用法用量】餐后半小时服用，一次 1 袋，一日 3 次。4 周为 1 个疗程或遵医嘱

续表

	【规　　格】每袋装 0.5g
	【禁忌及注意事项】孕妇慎用
	【药物相互作用】无
	【药学提示】无
不良反应文献报道	芪参益气滴丸治疗冠心病的不良反应主要为胃肠道反应、过敏反应等 【参考文献】 杨巧宁，谷丰，孟闫燕. 芪参益气滴丸治疗冠心病的系统评价. 世界中医药，2013，8（12）：1384 – 1388.

3　疏血通注射液（Shuxuetong Zhusheye）用于高血压的治疗

超药品说明书使用类型	□给药剂量、频率　□适用人群　■适应证　□给药途径　□疗程
超药品说明书适应证	高血压（原发性高血压）
超药品说明书使用证据类型	□治疗指南　□临床路径　□专著、教材　□系统评价或 Meta 分析 □专家共识　■随机对照的临床研究　□非随机干预性研究（队列研究，病例对照研究）　□病例报告　□中医名家临证经验
中医辨证证候分型	属于中医"头痛""肝阳上亢""眩晕"等范畴。机体阴阳失衡，脏腑、经络、气血功能紊乱，引起的风、火、痰、瘀扰乱清窍，或者是由于气血、髓海不足，脑失所养而形成眩晕、头痛。病至血分可导致血行不畅、瘀血阻滞经络，久病不愈，可能损伤到阴阳造成阴阳两虚，并累及心、脑、肾等，出现中风、水肿等危候
证据说明	黄雯静等[1]在《基于 59287 例真实世界数据的疏血通注射液临床用药特征分析》中指出，将来源于中国中医科学院中医临床基础医学研究所建立的 HIS 数据库（由全国 18 家三甲医院的 HIS 数据组成）中的 59 287 例住院患者进行统计。结果发现，用于治疗高血压疾病的频数为 20 513，百分比达 11.75%，居于疏血通注射液所有治疗疾病的第一位。高血压病合并冠心病、脑梗死、糖尿病、心功能不全、心绞痛、高脂血症、心律失常支持度为 36.565% 于赛华等[2]在《疏血通注射液对原发性高血压患者 RAAS 活性的影响》中指出，将 120 例原发性高血压患者随机分为两组，对照组 60 例，治疗组 60 例。两组患者均未用或停用抗高血压药物并服用安慰剂 1~2 周（期间血压回升达到或超过既往血压最高水平时提前结束安慰剂期），常规服用左旋苯磺酸氨氯地平 2.5mg，每日 1 次，避免加用其他降压药。治疗组在常规治疗基础上加用疏血通注射液 6mL 加入生理盐水 250mL 静脉输注，每日 1 次，14 天为 1 个疗程。观察两组患者治疗前后血浆肾素（PRA）、血管紧张素Ⅱ（AngⅡ）、醛固酮水平（ALD）、血脂、血液流变学指标变化及降压疗效。结果发现疏血通注射液对原发性高血压患者 RAAS 活性有明显改善，可降低血浆 AngⅡ、ALD 的含量，改善血液流变学特性，有效降低血压

续表

| | 全毅红等[3]在《疏血通注射液对老年高血压患者肾素 – 血管紧张素系统及其活性的影响》中指出，将 76 例单纯高血压患者随机分为两组，治疗组 40 例，对照组 36 例。所有患者经 1 周药物脱洗期和 2 周安慰剂期后（期间血压回升达到或超过既往最高血压水平时提前结束洗脱期及安慰剂期，开始进行临床试验），治疗组给予疏血通注射液 6mL 加 0.9% 氯化钠注射液 250mL，50 滴/分，每日 1 次，静脉滴注，卡托普利片口服 12.5mg，tid；对照组 36 例，卡托普利片口服 12.5mg，tid。两组患者在治疗期间避免使用其他降压药物或相关药物，14 天为 1 个疗程。观察治疗前后患者血压，血浆 PRA、ET、Ang Ⅱ，NO 水平及血脂、血液流变学指标的变化。结果发现，疏血通注射液能使老年高血压患者肾素 – 血管紧张素系统及其活性有明显改善，提高 NO 水平，降低血浆 ET、Ang Ⅱ 含量，改善血液流变性、降低血脂及调节内皮功能，有效降低血压 |

| 文献方法学质量评价 | 针对于 RCT 的 Cochrane 风险偏倚评估工具 |

文献	①	②	③	④	⑤	⑥	⑦
[1]	不清楚	不清楚	不清楚	不清楚	不清楚	不清楚	不清楚
[2]	不清楚	不清楚	不清楚	不清楚	不清楚	不清楚	不清楚

注：①随机序列产生；②分配隐藏；③对研究者和受试者施盲；④研究结果盲法评价；⑤结果数据的完整性；⑥选择性报告研究结果；⑦其他偏倚来源。每个条目按照是、否、不清楚判定

循证评价证据级别	Ⅱa
推荐等级与意见	B 级

| 参考文献 | [1] 黄雯静，杨薇，姜俊杰，等. 基于 59287 例真实世界数据的疏血通注射液临床用药特征分析. 中药新药与临床药理，2015，26（4）：561 – 565.
[2] 于赛华，任保军，袁托亚，等. 疏血通注射液对原发性高血压患者 RAAS 活性的影响. 中西医结合心脑血管病杂志，2014，12（10）：1169 – 1170.
[3] 全毅红，秦洁，樊怡，等. 疏血通注射液对老年高血压患者肾素 – 血管紧张素系统及其活性的影响. 中国实验方剂学杂志，2011，17（9）：242 – 245. |

产品说明书	【功能主治】活血化瘀，通经活络。用于瘀血阻络所致的中风中经络急性期，症见半身不遂，口舌歪斜、言语謇涩。急性期脑梗死见上述证候者
	【用法用量】静脉滴注，每日 6mL 或遵医嘱，加于 5% 葡萄糖注射液（或 0.9% 氯化钠注射液）250 ~ 500mL 中，缓慢滴入
	【规　　格】每支装 2mL
	【禁忌及注意事项】 1. 有过敏史及过敏性疾病史者禁用 2. 孕妇禁用 3. 无瘀血证者禁用 4. 有出血倾向者禁用

续表

	5. 本品应单独使用，禁忌与其他药品混合配伍使用。谨慎联合用药，如确需要联合使用其他药品时，应谨慎考虑间隔时间及药物相互作用等问题 6. 对老人、肝肾功能异常和初次使用的患者应慎重使用，加强监测 7. 用药过程中，应密切观察用药反应，特别是开始 30min，发现异常，立即停药并采取救治措施 8. 如药液出现浑浊、沉淀、变色、有异物或内包装损坏等异常现象，应禁止使用 9. 药品稀释后应即配即用，不宜长时间放置
	【药物相互作用】尚无本品与其他药物相互作用的信息
	【药学提示】建议中医科会诊后使用
不良反应文献报道	说明书中指出偶见皮疹、瘙痒、寒战、发热等变态反应，个别患者用药后出现胸闷、呼吸困难等症状。多为一过性不良反应，停药或对症治疗后均可痊愈或好转 临床上使用疏血通注射液时，对于老年人、儿童、肝肾功能低下患者等较易发生不良反应的特殊人群，需注意预防发生全身性的过敏反应，特别是预防寒战的发生 【参考文献】 [1] 姜俊杰，向永洋，谢雁鸣，等. 基于 SRS 数据的疏血通注射液不良反应信号预警分析. 中国中药杂志，2013，38（18）：2994 - 2997.

4 银杏叶片（Yinxingye Pian）用于高血压病的治疗

超药品说明书使用类型	□给药剂量、频率　□适用人群　■适应证　□给药途径　□疗程
超药品说明书适应证	高血压病
超药品说明书使用证据类型	□治疗指南　□临床路径　□专著、教材　□系统评价或 Meta 分析　□专家共识　■随机对照的临床研究　□非随机干预性研究（队列研究，病例对照研究）,□病例报告　□中医名家临证经验
中医辨证证候分型	血瘀证：症见头痛如针刺、固定、拒按，面色黧黑，唇甲青紫，舌质紫暗、紫斑、紫点，舌下脉络曲张，或舌边有青紫色条状线，脉涩，或结代
证据说明	周金彩等[1] 在《银杏叶片干预对高血压患者生活质量的影响》中指出，将116 例中度高血压患者经 2 周的安慰剂洗脱后，随机分为治疗组与对照组。两组患者均服用美托洛尔（倍他乐克）；治疗组加服银杏叶片，两组疗程均为 24 周，Croog 生活质量表为 QOL 测试问卷。结果发现治疗组与对照组降压总有效率分别为 96.43% 和 80%。治疗后 QOL 评分治疗组明显高于服药前，且明显优于对照组；对照组 QOL 评分治疗前、后无显著性差异 李春国等[2] 在《银杏叶片联合非洛地平治疗原发性高血压 96 例疗效观察》中指出，将 192 例高血压病患者，随机分为 2 组，两组患者均服用非洛地平缓释片，治疗组加服银杏叶片，两组疗程均为 1 个月，观察半年。分析用药前及用药后 1~6 个月血压、脉压和血脂变化及药物不良反应。结果发现两组均可降低血压，但治疗组在治疗 6 个月后，降低收缩压和舒张压均优于对照组，且治疗组可以降低血脂

续表

文献方法学质量评价	针对于 RCT 的 Cochrane 风险偏倚评估工具						
	文献	①	②	③	④	⑤	⑥	⑦
	[1]	不清楚	不清楚	不清楚	不清楚	不清楚	不清楚	不清楚
	[2]	不清楚	不清楚	不清楚	不清楚	不清楚	不清楚	不清楚

注：①随机序列产生；②分配隐藏；③对研究者和受试者施盲；④研究结果盲法评价；⑤结果数据的完整性；⑥选择性报告研究结果；⑦其他偏倚来源。每个条目按照是、否、不清楚判定

循证评价证据级别	Ⅱa
推荐等级与意见	B 级
参考文献	[1] 周金彩，李元建，裴德新．银杏叶片干预对高血压患者生活质量的影响．中国药房，2007，18（3）：213-215. [2] 李春国，张荣和．银杏叶片联合非洛地平治疗原发性高血压96例疗效观察．中国综合临床，2007，23（1）：88.
产品说明书	【功能主治】活血化瘀通络。用于瘀血阻络引起的胸痹心痛、中风、半身不遂、舌强语謇；冠心病稳定型心绞痛、脑梗死见上述证候者
	【用法用量】口服，一次2片，一日3次
	【规　格】每片含总黄酮醇苷支装9.6mg、萜类内酯2.4mg
	【禁忌及注意事项】心力衰竭、孕妇及过敏体质慎用
	【药物相互作用】如与其他药物同时使用可能会发生药物相互作用，详情请咨询医师或药师
	【药学提示】无
不良反应文献报道	暂无相关报道

第三章　脾胃疾病

1　三九胃泰胶囊/颗粒（Sanjiuweitai Jiaonang/Keli）用于 Hp 阳性相关慢性胃病的治疗

超药品说明书使用类型	□给药剂量、频率　■适用人群　□适应证　□给药途径　□疗程
超药品说明书适应证	Hp 阳性相关慢性胃病
超药品说明书使用证据类型	□治疗指南　□临床路径　□专著、教材　□系统评价或 Meta 分析 □专家共识　■随机对照的临床研究　□非随机干预性研究（队列研究，病例对照研究）　□病例报告　□中医名家临证经验
中医辨证证候分型	脾胃湿热证：主症为胃脘痞胀或疼痛；舌质红，苔黄腻或黄厚。次症为胃脘灼热；口苦口臭；恶心呕吐；大便黏滞；脉滑数或濡数
证据说明	董欣红等[1]在《三九胃泰四联疗法治疗消化性溃疡及根除幽门螺杆菌的多中心临床研究》中指出，将经胃镜确诊 Hp 阳性的 102 例消化性溃疡患者随机分成 3 组，试验组（A 组，48 例）给予三九胃泰 2.5g + 雷尼替丁 150mg + 阿莫西林 500mg + 甲硝唑 400mg，bid；对照组 1（B1 组，31 例）给予铋剂 220mg + 雷尼替丁 150mg + 阿莫西林 500mg + 甲硝唑 400mg，bid；对照组 2（B2 组，23 例）给予雷尼替丁 150mg + 阿莫西林 500mg + 甲硝唑 400mg，bid；以上药物除抗菌药只服用 2 周外，其余药物服至 6 周末疗程结束，第 7 周复查胃镜和（或）^{13}C 呼气试验。结果发现雷尼替丁三联疗法加用三九胃泰治疗消化性溃疡，可使 S2 获得率增加，同时 Hp 根除率上升，其效果与加用铋剂效果相近，临床观察无明显不良反应 李筱颖[2]在《中医药联合序贯疗法根除幽门螺杆菌相关性胃炎疗效分析》中指出，将 240 例 Hp 阳性慢性胃炎患者随机分为 6 组，平均每组 40 例，治疗组使用纯西药治疗，中医对照组则在序贯治疗方案基础上加用三九胃泰和（或）胃苏颗粒治疗。治疗 10 天后停用抗菌药，维持胃黏膜保护剂或三九胃泰治疗 2 周。停药 1 个月后复查 Hp 情况。结果发现，以埃索美拉唑、左氧氟沙星、奥硝唑三联序贯疗法加用三九胃泰治疗慢性胃炎，可获得较好的 Hp 根除率、成本 – 效果比及生存质量改善，有望作为 Hp 根除治疗优选方案

续表

文献方法学质量评价	针对于 RCT 的 Cochrane 风险偏倚评估工具							
	文献	①	②	③	④	⑤	⑥	⑦
	[1]	是	不清楚	不清楚	不清楚	不清楚	不清楚	不清楚
	[2]	是	不清楚	不清楚	不清楚	不清楚	不清楚	不清楚
	注：①随机序列产生；②分配隐藏；③对研究者和受试者施盲；④研究结果盲法评价；⑤结果数据的完整性；⑥选择性报告研究结果；⑦其他偏倚来源。每个条目按照是、否、不清楚判定							

循证评价证据级别	Ⅰb
推荐等级与意见	A 级
参考文献	[1] 董欣红，胡伏莲，李世荣，等．三九胃泰四联疗法治疗消化性溃疡及根除幽门螺杆菌的多中心临床研究．中国新药杂志，2002，11（6）：476. [2] 李筱颖．中医药联合序贯疗法根除幽门螺杆菌相关性胃炎疗效分析．辽宁中医杂志，2014，41（3）：518－520.

产品说明书	【功能主治】清热燥湿，行气活血，柔肝止痛。用于湿热内蕴、气滞血瘀所致的胃痛，症见脘腹隐痛，饱胀反酸，恶心呕吐，嘈杂纳减；浅表性胃炎见上述证候者
	【用法用量】 袋装：用开水冲服。一次1袋，一日2次 粒装：口服，一次2~4粒，一日2次
	【规　　格】 每袋装：①2.5g（无蔗糖）；②20g 每粒装：①0.5g；②0.5g
	【禁忌及注意事项】孕妇慎用
	【药物相互作用】无
	【药学提示】无

| 不良反应文献报道 | 三九胃泰的不良反应类型多为过敏、药疹，停药后都能自行缓解
【参考文献】
[1] 蒋杰，潘经媛，杨昊，等．三九胃泰颗粒对大鼠的长期毒性试验．中国临床药理学杂志，2009，25（3）：249－251.
[2] 周发金．三九胃泰冲剂致过敏二例．中国医院药学杂志，1990，10（1）：27. |

2　参附注射液（Shenfu Zhusheye）用于急性胰腺炎的治疗

超药品说明书使用类型	□给药剂量、频率　□适用人群　■适应证　□给药途径　□疗程
超药品说明书适应证	急性胰腺炎

续表

超药品说明书使用证据类型	□治疗指南　□临床路径　□专著、教材　□系统评价或 Meta 分析 □专家共识　■随机对照的临床研究　□非随机干预性研究（队列研究，病例对照研究）　□病例报告　□中医名家临证经验
中医辨证证候分型	阳气暴脱的厥脱证：此类患者可表现为疲乏无力，少气懒言，语言低微，自汗怕冷；舌质淡、胖嫩，脉虚无力等
证据说明	刘华等[1]在《参附注射液在急性胰腺炎治疗中的应用》中，将轻症急性胰腺炎（AP）患者 117 例随机分为治疗组（63 例）与对照组（54 例），对照组采用 AP 常规治疗方法，包括禁食、持续胃肠减压、补充电解质、生长抑素抑制胰腺外分泌功能、PPI 抑制胃酸、应用抗菌药以及促进胃肠蠕动等综合措施。治疗组在对照组基础上，以参附注射液 50mL 加入 5% 葡萄糖注射液 250mL 静滴，每日 1 次，连用 8 天。观察两组症状（腹痛、腹胀）、体征（腹部压痛、反跳痛、肌紧张、肠鸣音减弱等）消失时间、肛门排气排便时间、恢复进食（进食流质）时间、CT 显示炎症吸收时间和平均住院日，白细胞、血钙、血糖及血、尿淀粉酶（苏氏单位）的变化。结果治疗组各项观察指标的改善均优于对照组。结论：参附注射液可改善 AP 患者的症状、体征及生化指标，促进康复 韦德才等[2]在《参附注射液治疗急性胰腺炎的临床观察》中指出，将 72 例 AP 患者随机分为治疗组和对照组，每组 36 例。对照组给予常规治疗，包括禁食、胃肠减压、减少胰液分泌，抑制胰酶活性，纠正休克与水电解质平衡紊乱，防治继发感染及各种并发症等综合措施。治疗组在上述常规治疗基础上加用参附注射液（雅安三九药业有限公司生产）50mL 加入 5% 葡萄糖注射液 250mL 中静滴，每日 1 次，连用 7~10 天为 1 个疗程。结果：治疗组症状、体征消失时间及住院时间均明显短于对照组（$P < 0.01$），实验室指标较对照组改善更明显（$P < 0.01$），总有效率（94.4%）也明显高于对照组（72.2%）（$P < 0.05$）。结论：参附注射液能明显改善 AP 患者的症状、体征及理化指标，缩短住院时间 张春漪等[3]在《参附注射液治疗急性胰腺炎的系统评价与 Meta 分析》中运用计算机检索 MEDLINE，EMBASE，Clinical Trials. gov，CENTRAL，万方数据库、中国生物医学文献数据库、中国期刊全文数据库、中国临床试验注册中心数据库、中文科技期刊全文数据库，数据库检索时间是建库至 2015 年 2 月。由 2 位研究者独立进行纳入研究的资料提取和方法学质量评价，然后采用 RevMan 5.2 软件进行 Meta 分析。Meta 分析结果显示，纳入 15 个 RCT 共计 975 例 AP 患者，其方法学质量均为高偏倚风险。所有 RCT 试验组采用参附注射液结合西药及常规措施救治，对照组采用西药及常规措施救治，有 5 个 RCT 报告主要终点死亡率及手术率。对次要终点行 Meta 分析表明：试验组治疗后总有效率、血淀粉酶改善效果优于对照组。当前证据表明：参附注射液治疗 AP 有效并且安全，但由于所纳入 RCT 方法学质量较低，建议开展更为严格的 RCT 以提供充分证据支持参附注射液治疗 AP

续表

文献方法学质量评价	针对于 RCT 的 Cochrane 风险偏倚评估工具						
	文献	①	②	③	④	⑤	⑥ ⑦
	[1]	否	不清楚	否	否	是	不清楚 不清楚
	[2]	是	不清楚	否	否	是	不清楚 不清楚

注：①随机序列产生；②分配隐藏；③对研究者和受试者施盲；④研究结果盲法评价；⑤结果数据的完整性；⑥选择性报告研究结果；⑦其他偏倚来源。每个条目按照是、否、不清楚判定

循证评价证据级别	Ⅰa
推荐等级与意见	A 级

参考文献

[1] 刘华，万荣，周姝，等. 参附注射液在急性胰腺炎治疗中的应用. 中国中医急症，2012，21（3）：473 – 474.

[2] 韦德才，龚晓兵，周思栋. 参附注射液治疗急性胰腺炎的临床观察. 医药前沿，2013（21）：33 – 34.

[3] 张春漪，逯阳，张良登. 参附注射液治疗急性胰腺炎的系统评价与 Meta 分析. 中国中医急症，2015，24（7）：1200 – 1202.

产品说明书

【功能主治】回阳救逆，益气固脱。主要用于阳气暴脱的厥脱证（感染性、失血性、失液性休克等）；也可用于阳虚（气虚）所致的惊悸、怔忡、喘咳、胃疼、泄泻、痹证等

【用法用量】肌内注射一次 2 ~ 4mL，一日 1 ~ 2 次。静脉滴注一次 20 ~ 100mL（用 5% ~ 10% 葡萄糖注射液 250 ~ 500mL 稀释后使用）。静脉推注一次 5 ~ 20mL（用 5% ~ 10% 葡萄糖注射液 20mL 稀释后使用）。或遵医嘱

【规　　格】每支装 10mL

【禁忌及注意事项】

1. 对本品有过敏或严重不良反应病史者禁用
2. 新生儿、婴幼儿禁用
3. 本品孕妇、有药物过敏史或过敏体质的患者慎用
4. 年老体弱者、心肺严重疾患者用药要加强临床监护
5. 临床应辨证使用。气虚、阳虚的一般临床表现主要有：疲乏无力，少气懒言，语言低微，自汗怕冷，舌质淡、胖嫩，脉虚无力等。本品益气回阳，也可用于心力衰竭、冠心病、围术期及肿瘤等见阳虚、气虚之证者
6. 临床应用时，滴速不宜过快，儿童及年老体弱者以 20 ~ 40 滴/分钟为宜，成年人以 40 ~ 60 滴/分钟为宜，以防止不良反应的发生
7. 本品一般连续使用不宜超过 20 天
8. 除按【用法用量】中说明使用以外，伴有糖尿病等特殊情况时，改用 0.9% 氯化钠注射液稀释后使用
9. 本品不宜与中药半夏、瓜蒌、贝母、白蔹、白及、五灵脂、藜芦等同时使用
10. 治疗期间，心绞痛持续发作，宜加服硝酸酯类药物或遵医嘱

续表

	11. 本品含有皂苷，摇动时产生泡沫是正常现象，不影响疗效 12. 本品是中药制剂，保存不当可能影响产品质量。使用前必须对光检查，如发现药液出现浑浊、沉淀、变色、漏气或瓶身细微破裂等异常情况，均不能使用 13. 本品稀释后及输注前均应对光检查，若出现浑浊或沉淀不得使用 14. 配制好后，请在 4 小时内使用 15. 本品不与其他药物在同一容器内混合使用 16. 输注本品前后，应用适量稀释液对输液管道进行冲洗，避免输液的前后两种药物在管道内混合，引起不良反应 17. 静滴初始30min 内应加强监护，发现不良反应应及时停药，处理遵医嘱
	【药物相互作用】尚无本品与其他药物相互作用的信息
	【药学提示】暂无
不良反应文献报道	据文献报道临床偶有心动过速、过敏反应、皮疹、头晕头痛、呃逆、震颤、呼吸困难、恶心、视觉异常、肝功能异常、尿潴留、便干、口干等 ［1］邬国花，雷招宝. 参附注射液致不良反应 26 例分析. 中成药，2015，37（6）：1385 – 1387. ［2］余丽. 参附注射液临床应用及不良反应研究. 医学信息，2015（36）：202. ［3］蔡红，张慧明. 参附注射液临床应用与不良反应研究. 医学信息，2015（13）：288. ［4］贺定金，瞿艳红. 60 例参附注射液不良反应分析. 中国药物警戒，2014（3）：160 – 162. ［5］屠胜哲，冯平，梁淑丽. 参附注射液不良反应分析. 大家健康（下旬版），2014（10）：511. ［6］付莹坤，谢雁鸣. 参附注射液临床应用及其不良反应文献分析. 中国中药杂志，2012，37（18）：2796 – 2799. ［7］赵登平，张社军，景学桂. 参附注射液治疗放疗不良反应疗效观察. 求医问药（学术版），2012，10（9）：265.

3　温胃舒胶囊（Wenweishu Jiaonang）用于消化性溃疡的治疗

超药品说明书使用类型	□给药剂量、频率　□适用人群　■适应证　□给药途径　□疗程
超药品说明书适应证	消化性溃疡
超药品说明书使用证据类型	□治疗指南　□临床路径　□专著、教材　□系统评价或 Meta 分析 □专家共识　■随机对照的临床研究　□非随机干预性研究（队列研究，病例对照研究）　□病例报告　□中医名家临证经验
中医辨证证候分型	中焦虚寒证：症见胃脘冷痛，腹胀嗳气，纳差食少，畏寒无力

续表

证据说明	温胃舒或养胃舒治疗幽门螺杆菌相关性慢性胃炎和消化性溃疡全国多中心临床研究科研协作组[1]在《温胃舒或养胃舒治疗幽门螺杆菌相关性慢性胃炎和消化性溃疡的全国多中心临床研究》中，将全国 11 个中心 642 例符合标准的患者随机分为 PCM 组（222 例）：泮托拉唑 40mg（2 次/天）加克拉霉素 500mg（2 次/天）加甲硝唑 400mg（2 次/天），疗程 7 天；PCM 加温胃舒组（196 例）；PCM 加养胃舒组（224 例）。于治疗停药 4 周后复查^{14}C 呼气试验，胃溃疡患者治疗结束复查胃镜。结果表明 PCM + 养胃舒组及 PCM + 温胃舒组患者腹痛、腹胀症状缓解率均显著高于 PCM 组（$P < 0.01$）；各组均只有少数患者发生不良反应。结论：温胃舒或养胃舒与标准三联疗法联合应用虽不能明显提高 Hp 的根除率，但可增加慢性胃炎及消化性溃疡患者症状缓解率及溃疡愈合率 陈世耀等[2]在《三联方案联合温胃舒或养胃舒根除幽门螺杆菌治疗胃溃疡疗效评价》中，将 29 例胃溃疡患者随机分组，其中标准三联治疗组 14 例，联合中药温胃舒组 15 例，治疗第八周采用^{14}C 呼气试验评价 Hp 是否根除，结果表明标准三联治疗和标准三联联合中药治疗均能有效愈合 Hp 相关胃溃疡，根除 Hp 并减少 TNF - α 表达，降低胃黏膜炎症程度。三联方案联合中药治疗患者的溃疡愈合率和 Hp 的根除率均高于准三联治疗患者，联合中药可能通过减少胃黏膜 TNF - α 表达从而减轻胃溃疡炎症程度 王俊等[3]在《三联方案联合温胃舒胶囊对 Hp 阳性胃溃疡患者血清 PG 及 TFF1 水平的影响》中，选取 2012 年 1 月至 2014 年 6 月于重庆北部新区第一人民医院接受治疗的 128 例 Hp 阳性并经胃镜确诊为胃溃疡的患者，根据随机数字表法将患者分为对照组和观察组，每组 64 例，对照组采用三联疗法（阿莫西林 + 埃索美拉唑 + 替硝唑）治疗，观察组在三联疗法基础上联用温胃舒胶囊治疗，两组疗程均为 4 周，结果表明三联方案联合温胃舒胶囊可有效改善 Hp 阳性胃溃疡患者的治疗效果，降低复发率，这可能与温胃舒胶囊能下调 PG 及 TFF -1 表达水平有关

文献方法学质量评价

针对于 RCT 的 Cochrane 风险偏倚评估工具

文献	①	②	③	④	⑤	⑥	⑦
[1]	是	不清楚	不清楚	不清楚	是	不清楚	不清楚
[2]	是	不清楚	不清楚	不清楚	是	不清楚	不清楚

注：①随机序列产生；②分配隐藏；③对研究者和受试者施盲；④研究结果盲法评价；⑤结果数据的完整性；⑥选择性报告研究结果；⑦其他偏倚来源。每个条目按照是、否、不清楚判定

循证评价证据级别	Ⅰb
推荐等级与意见	A 级
参考文献	[1] 温胃舒或养胃舒治疗幽门螺杆菌相关性慢性胃炎和消化性溃疡全国多中心临床科研究研协作组. 温胃舒或养胃舒治疗幽门螺杆菌相关性慢性胃炎和消化性溃疡的全国多中心临床研究. 中华医学杂志, 2010, 90 (2): 75 - 78.

续表

[2] 陈世耀，高虹，李锋，等. 三联方案联合温胃舒或养胃舒根除幽门螺杆菌治疗胃溃疡疗效评价，中华消化杂志，2011，31（2）：126 - 129.

[3] 王俊，唐莉，杜明珊. 三联方案联合温胃舒胶囊对 Hp 阳性胃溃疡患者血清 PG 及 TFF1 水平的影响，世界临床药物，2016，37（1）：42 - 45.

产品说明书	【功能主治】温中养胃、行气止痛。用于中焦虚寒所致的胃痛，症见胃脘冷痛、腹胀嗳气、纳差食少、畏寒无力；浅表性胃炎见上述证候者
	【用法用量】口服。一次 3 粒，一日 2 次
	【规格】每粒装 0.4g
	【禁忌及注意事项】 1. 胃大出血时忌用 2. 孕妇忌用 3. 忌食生冷、油腻及不宜消化的食物 4. 胃脘灼热痛症、重度胃痛应在医师指导下服用 5. 儿童及年老体虚患者应在医师指导下服用 6. 服本品 3 天症状未改善，应停止服用，并去医院就诊 7. 对本品过敏者禁用，过敏体质者慎用 8. 本品性状发生改变时禁用 9. 儿童必须在成人监护下使用 10. 请将本品放在儿童不能接触的地方 11. 如正在使用其他药品，使用本品前请咨询医师或药师
	【药物相互作用】如果与其他药物同时使用可能会发生药物相互作用，详请咨询医师或药师
不良反应文献报道	暂无相关报道

4 枳术宽中胶囊（Zhizhu Kuanzhong Jiaonang）用于胃食管反流病的治疗

超药品说明书使用类型	□给药剂量、频率　□适用人群　■适应证　□给药途径　□疗程
超药品说明书适应证	胃食管反流病
超药品说明书使用证据类型	□治疗指南　□临床路径　□专著、教材　□系统评价或 Meta 分析 □专家共识　■随机对照的临床研究　□非随机干预性研究（队列研究，病例对照研究）　□病例报告　□中医名家临证经验
中医辨证证候分型	脾虚气滞型：此类患者可表现为反酸烧心，胃脘不适，腹胀，餐后尤甚，舌苔薄黄或薄白，脉弦
证据说明	何云天[1] 在《枳术宽中胶囊联合质子泵抑制剂治疗反流性食管炎临床观察》将 100 例反流性食管炎患者随机分为观察组和对照组，每组 50 例。对照组给予奥美拉唑和西沙必利联合治疗（PPI 治疗），奥美拉唑每次 20mg，2 次/天；西沙必利每次 10mg，3 次/天，餐前或者睡前服用。观察组在对照组的治疗基础上加服枳术宽中胶囊 1.29g，口服，3 次/天。比较

续表

两组治疗前、后临床症状及治疗 8 周后的临床疗效。结果：治疗后，两组患者临床症状均较治疗前明显缓解。治疗 4 周后，两组患者的烧心症状积分比较，差异无统计学意义（$P > 0.05$），观察组的反酸和胸骨后疼痛症状积分明显优于对照组（$P < 0.01$）；治疗 6 周、8 周以及停药 2 周后，观察组的反酸、烧心、胸骨后疼痛症状均优于对照组，差异有统计学意义（$P < 0.01$），观察组疗效明显优于对照组，差异有统计学意义（$P < 0.05$）。结论：枳术宽中胶囊联合 PPI 治疗反流性食管炎安全有效，且无明显不良反应，值得临床推广

聂军等[2]在《枳术宽中胶囊联合雷贝拉唑钠肠溶片治疗脾虚气滞证胃食管反流病 50 例》方法：将 100 例患者采用随机按数字表法分为对照组和观察组各 50 例。两组均采用口服雷贝拉唑钠肠溶片，20mg/次，早、晚各 1 次。对照组口服枸橼酸莫沙必利片，5mg/次，3 次/天。观察组口服枳术宽中胶囊，3 粒/次，3 次/天，两组疗程均为 8 周。治疗前后进行胃食管反流病问卷（Gerd Q），健康简单（SF – 36）量表和脾虚气滞证评分。结果：经 Ridit 分析，治疗后观察组胃镜下炎症疗效和中医证候疗效均优于对照组（$P < 0.05$）；治疗后观察组 SF – 36 量表生理机能、生理职能、身体疼痛、总体健康、生命活力、精神健康、社会功能及情感职能等 8 个维度评分均高于对照组（$P < 0.05$）；治疗后观察组 Gerd Q 评分和脾虚气滞证评分低于对照组（$P < 0.05$）。结论：枳术宽中胶囊联合雷贝拉唑钠肠溶片治疗能减轻 GERD（脾虚气滞证）患者临床症状、体征，能提高患者生活质量，其临床疗效优于枸橼酸莫沙必利片

文献方法学质量评价	针对于 RCT 的 Cochrane 风险偏倚评估工具						
	文献	①	②	③	④	⑤	⑥	⑦
	[1]	不清楚	否	不清楚	不清楚	不清楚	不清楚	不清楚
	[2]	是	否	不清楚	不清楚	不清楚	不清楚	不清楚

注：①随机序列产生；②分配隐藏；③对研究者和受试者施盲；④研究结果盲法评价；⑤结果数据的完整性；⑥选择性报告研究结果；⑦其他偏倚来源。每个条目按照是、否、不清楚判定

循证评价证据级别	Ⅱa
推荐等级与意见	B 级

参考文献	[1] 何云天. 枳术宽中胶囊联合质子泵抑制剂治疗反流性食管炎临床观察. 临床消化病杂志，2015（4）：225 – 227. [2] 聂军，宋斌. 枳术宽中胶囊联合雷贝拉唑钠肠溶片治疗脾虚气滞证胃食管反流病 50 例. 中国实验方剂学杂志，2015（8）：194 – 197.

产品说明书	【功能主治】健脾和胃，理气消痞。用于胃痞（脾虚气滞），症见呕吐、反胃、纳呆、反酸等，以及功能性消化不良见以上症状者
	【用法用量】口服。一次 3 粒，一日 3 次，疗程为 2 周
	【规　　格】每粒装 0.43g

续表

	【禁忌及注意事项】尚不明确
	【药物相互作用】如与其他药物同时使用可能会发生药物相互作用，详情请咨询医师或药师
	【药学提示】国家药品监督管理局标准（试行）WS – 725（Z – 151）– 2001。临床前动物实验结果提示：本品能促进正常及阿托品处理小鼠的胃排空；增加大鼠胃液总酸度和胃蛋白酶活性；加快正常及阿托品处理小鼠的小肠推进运动。此外，本品还有一定的镇痛作用。遵医嘱，中医会诊后使用
不良反应文献报道	服药后偶见胃痛或大便次数增多 【参考文献】 [1] 何云天．枳术宽中胶囊联合质子泵抑制剂治疗反流性食管炎临床观察．临床消化病杂志，2015（4）：225 – 227. [2] 幸军，冯青青，李春安，等．中西医结合治疗反流性食管炎的临床观察．中国医药导报，2013，6（1）：87 – 88.

第四章　肝胆疾病

1　鳖甲煎丸（Biejiajian Wan）用于肝炎肝硬化的治疗

超药品说明书使用类型	☐给药剂量、频率　☐适用人群　■适应证　☐给药途径　☐疗程
超药品说明书适应证	肝炎肝硬化
超药品说明书使用证据类型	☐治疗指南　☐临床路径　☐专著、教材　☐系统评价或 Meta 分析 ☐专家共识　■随机对照的临床研究　☐非随机干预性研究（队列研究，病例对照研究）　☐病例报告　☐中医名家临证经验
中医辨证证候分型	肝血瘀阻证：此类患者可表现为面色晦暗或见赤缕红丝，肝脾大、质地较硬，肝掌，蜘蛛痣，舌质暗或有瘀斑
证据说明	李志刚等[1] 在《阿德福韦酯联合鳖甲煎丸治疗活动性乙型肝炎肝硬化疗效观察》中报告，将 86 例乙型肝炎病毒复制指标阳性的活动性肝硬化患者随机分为两组。观察组 43 例，采用阿德福韦酯（10mg/天）联合口服鳖甲煎丸（3g/次，2 次/天）治疗 48 周。对照组 43 例，采用阿德福韦酯（10mg/天）治疗。结果显示，观察组患者改善血清 PCⅢ含量及门静脉血流速度优于对照组 徐礼通等[2] 在《鳖甲煎丸对慢性乙型肝炎早期肝硬化患者血清肿瘤坏死因子 - α 和白细胞介素 -6 的影响》中报告，将 76 例慢性乙型肝炎早期肝硬化患者随机分为两组，各 38 例。对照组给予口服恩替卡韦片（0.5mg/次，1 次/天），观察组在对照组治疗基础上加用鳖甲煎丸（3g/次，3 次/天），疗程 12 周。结果显示，观察组患者血清 ALT、AST、TB 水平，血清 HA、PCⅢ、LN 含量和血清 TNF - α、IL-6 含量改善情况优于对照组 姚飞龙等[3] 在《鳖甲煎丸联合阿德福韦酯治疗乙型肝炎后肝硬化 50 例疗效观察》中报告，将 88 例乙型肝炎后肝硬化患者随机分为两组，对照组 38 例，口服阿德福韦酯片（10mg/次，1 次/天）；观察组 50 例，在对照组治疗基础上加用鳖甲煎丸（3g/次，3 次/天），疗程均为 1 年。结果显示，观察组患者血清 ALT、T - BIL、ALB 水平及血清 HA、LN、PCⅢ含量改善优于对照组 梁贤栋等[4] 在《鳖甲煎丸联合恩替卡韦对乙肝肝纤维化的疗效观察》中报告，将 100 例乙型肝炎肝纤维化患者随机分为两组，各 50 例。两组患者前期均予保肝降酶药物应用及口服恩替卡韦分散片（0.5mg/天，1 次/天），观察组加服鳖甲煎丸（3g/次，3 次/天），疗程均为 48 周。结果显示，治疗组脱落 3 例，对照组脱落 4 例，观察组患者血清 HA、LN、PCⅢ、Ⅳ-C 含量及肝脏硬度（LSM）改善情况优于对照组

续表

	何梅等[5]报道，将 48 例乙型肝炎肝硬化患者随机分成两组，对照组 18 例，口服恩替卡韦分散片（0.5mg/天，1 次/天）；观察组 30 例，在对照组治疗基础上加服鳖甲煎丸（4 片/次，3 次/天），疗程均为 12 个月。结果显示，观察组患者血清 HA、LN、PCⅢ含量及 Child - Pugh 分级改善程度优于对照组
	陈治平[6]报道，肝炎（乙型或丙型）肝硬化患者随机分为观察组 24 例和对照组 20 例，对照组常规护肝药物治疗，观察组另加服鳖甲煎丸（4 片/次，3 次/天），疗程 30 天。结果显示，观察组血清 ALT、ALB、GLB 水平及血清 HA、LN、PCⅢ含量优于对照组

文献方法学质量评价	针对于 RCT 的 Cochrane 风险偏倚评估工具						
	文献	①	②	③	④	⑤	⑥	⑦
	[1]	不清楚	不清楚	不清楚	不清楚	不清楚	不清楚	不清楚
	[2]	不清楚	不清楚	不清楚	不清楚	不清楚	不清楚	不清楚
	[3]	不清楚	不清楚	不清楚	不清楚	不清楚	不清楚	不清楚
	[4]	不清楚	不清楚	不清楚	不清楚	不清楚	不清楚	不清楚
	[5]	不清楚	不清楚	不清楚	不清楚	不清楚	不清楚	不清楚
	[6]	不清楚	不清楚	不清楚	不清楚	不清楚	不清楚	不清楚

注：①随机序列产生；②分配隐藏；③对研究者和受试者施盲；④研究结果盲法评价；⑤结果数据的完整性；⑥选择性报告研究结果；⑦其他偏倚来源。每个条目按照是、否、不清楚判定

循证评价证据级别	Ⅱa
推荐等级与意见	B 级

参考文献	[1] 李志刚，谷宁. 阿德福韦酯联合鳖甲煎丸治疗活动性乙型肝炎肝硬化疗效观察. 医学信息，2012，25（7）：280 - 281. [2] 徐礼通，杨平. 鳖甲煎丸对慢性乙型肝炎早期肝硬化患者血清肿瘤坏死因子 - α 和白细胞介素 - 6 的影响. 中国中西医结合消化杂志，2014，22（1）：13 - 15. [3] 姚飞龙，贺松其，吕志平，等. 鳖甲煎丸联合阿德福韦酯治疗乙型肝炎后肝硬化 50 例疗效观察. 新中医，2011，4：31 - 32. [4] 梁贤栋，刘美静，李园园. 鳖甲煎丸联合恩替卡韦对乙肝肝纤维化的疗效观察. 中国现代药物应用，2015（7）：6 - 8. [5] 何梅，李芳，朱琳. 鳖甲煎丸联合恩替卡韦治疗乙型肝炎肝硬化 30 例. 中西医结合肝病杂志，2009，19（1）：53 - 54. [6] 陈治平. 鳖甲煎丸治疗肝炎肝硬化 24 例. 中西医结合肝病杂志，2007，17（4）：242 - 243.

续表

产品说明书	【功能主治】软坚散结、化瘀解毒、健脾益气、养血柔肝、填精补髓、扶正祛邪。用于胁下癥块
	【用法用量】口服，一次 3g，一日 2~3 次
	【规　　格】50g/瓶
	【禁忌及注意事项】 1. 忌烟、酒及辛辣、生冷、油腻食物 2. 不宜在服药期间同时服用滋补性中成药 3. 服药 3 天后或服药期间症状无改善，或症状加重，或出现新的严重症状如胸闷、心悸等应立即停药，并去医院就诊 4. 小儿、年老体弱者应在医师指导下服用 5. 孕妇慎用 6. 对本品过敏者禁用，过敏体质者慎用 7. 药品性状发生改变时禁止服用 8. 儿童必须在成人监护下使用 9. 请将此药品放在儿童不能接触的地方
	【药物相互作用】暂无相关报道
	【药学提示】辨证使用，可与中药、西药联合应用
不良反应文献报道	暂无相关报道

2　大黄䗪虫丸（Dahuang Zhechong Wan）用于肝硬化的治疗

超药品说明书使用类型	□给药剂量、频率　　□适用人群　　■适应证　　□给药途径　　□疗程
超药品说明书适应证	肝硬化
超药品说明书使用证据类型	□治疗指南　　□临床路径　　□专著、教材　　□系统评价或 Meta 分析 □专家共识　　■随机对照的临床研究　　□非随机干预性研究（队列研究，病例对照研究）　　□病例报告　　□中医名家临证经验
中医辨证证候分型	瘀热内蕴证：此类患者可表现为肌肤甲错，目眶黯黑，潮热羸瘦，经闭不行，烦躁易怒，口臭，红丝赤缕，齿衄，鼻衄，腹壁脉络怒张，便秘，舌质暗红或绛红有瘀斑，脉数
证据说明	王泉滔[1]在《阿德福韦酯联合大黄䗪虫丸治疗早期肝硬化 67 例》中报告，将 132 例曾应用拉米夫定治疗出现 YMDD 变异、HBeAg 阴性，HBV-DNA 阳性的早期乙肝肝硬化患者随机分为两组，观察组 67 例，口服阿德福韦酯（10mg/天，1 次/天），持续用药 48 周，同时口服大黄䗪虫丸（3g/次，2 次/天），口服 4 周，停 4 周，共 24 周。对照组 65 例，口服阿德福韦酯（10mg/天，1 次/天），持续用药 48 周。结果显示，观察组患者在改善血清 AST 活性、ALB 含量、HBV-DNA 转阴率及脾脏厚度方面优于对照组 梁小立[2]在《大黄䗪虫丸治疗病毒性肝炎肝硬化临床观察》中报告，将 60 例乙肝肝硬化患者随机分为观察组和对照组，各 30 例。两组均采用常规内科综合治疗，观察组加用大黄䗪虫丸（3g/次，3 次/天），疗程 3 个

续表

月。结果显示，观察组患者血清 ALT 活性、HA、LN、PCⅢ含量改善程度优于对照组

刘鸿彬等[3]在《拉米夫定联合大黄䗪虫丸治慢性乙肝及肝硬化60例》中报告，将91例慢性乙肝及肝硬化患者随机分为两组，观察组60例采用拉米夫定（100mg/天）治疗，疗程12个月，加服大黄䗪虫丸（3g/次，2次/天），疗程6个月。对照组30例，单用拉米夫定（100mg/天）治疗，疗程12个月。结果显示，观察组患者血清 HA、Ⅳ-C、LN 含量及门静脉主干内径、脾脏长径和厚度等改善程度优于对照组

张帮杰等[4]在《阿德福韦联合大黄䗪虫丸治疗乙型肝炎肝硬化疗效观察》中报告，将45例活动性乙型肝炎代偿期肝硬化患者随机分为两组，均予阿德福韦10mg 口服，1次/天，疗程不低于12个月。观察组加服大黄䗪虫丸（3g/次，2次/天）口服，3个月为1疗程，不少于2个疗程。结果显示，观察组患者血清 HA、LN、Ⅳ-C 及 PCⅢ含量，门静脉宽度、门脉血流速度及脾厚度改善情况优于对照组

郝爱芹[5]在《拉米夫定联合大黄蟅虫丸治疗乙型肝炎肝硬化28例》中报告，55例乙型肝炎肝硬化患者随机分为观察组28例和对照组27例，观察组口服拉米夫定（100mg/次，1次/天），疗程1年，另加服大黄䗪虫丸（3g/次，2次/天），疗程半年；对照组单用拉米夫定（100mg/次，1次/天），疗程1年。结果显示，观察组患者血清 ALT 活性、TBIL、ALB 含量及脾厚度改善情况优于对照组。观察组中有2例患者经2次肝穿病理证实其炎症及纤维化减轻

文献方法学质量评价	针对于 RCT 的 Cochrane 风险偏倚评估工具						
	文献	①	②	③	④	⑤	⑥	⑦
	[1]	不清楚	不清楚	不清楚	不清楚	不清楚	不清楚	不清楚
	[2]	不清楚	不清楚	不清楚	不清楚	不清楚	不清楚	不清楚
	[3]	不清楚	不清楚	不清楚	不清楚	不清楚	不清楚	不清楚
	[4]	不清楚	不清楚	不清楚	不清楚	不清楚	不清楚	不清楚
	[5]	不清楚	不清楚	不清楚	不清楚	不清楚	不清楚	不清楚

注：①随机序列产生；②分配隐藏；③对研究者和受试者施盲；④研究结果盲法评价；⑤结果数据的完整性；⑥选择性报告研究结果；⑦其他偏倚来源。每个条目按照是、否、不清楚判定

循证评价证据级别	Ⅱa
推荐等级与意见	B 级

参考文献

[1] 王泉滔. 阿德福韦酯联合大黄蟅虫丸治疗早期肝硬化67例. 中国实用医药, 2010 (20): 143-144.
[2] 梁小立. 大黄蟅虫丸治疗病毒性肝炎肝硬化临床观察. 中外医疗, 2009, 28 (11): 129-130.

续表

	[3] 刘鸿彬，张衍强，张桃凤，等. 拉米夫定联合大黄䗪虫丸治慢性乙肝及肝硬化60 例. 江西中医药，2009，(09)：21. [4] 张帮杰，窦芊. 阿德福韦联合大黄蛰虫丸治疗乙型肝炎肝硬化疗效观察. 中国中医急症，2008，17 (05)：611 – 612. [5] 郝爱芹. 拉米夫定联合大黄蛰虫丸治疗乙型肝炎肝硬化28 例. 临床荟萃，2008，23 (16)：1197 – 1198.
产品说明书	【功能主治】活血破瘀，通经消痞。用于瘀血内停，腹部肿块，肌肤甲错，目眶黯黑，潮热羸瘦，经闭不行
	【用法用量】大蜜丸每次1~2 丸，一日1~2 次；小蜜丸每次3~6 丸；水蜜丸每次3g
	【规　　格】大蜜丸每丸3g；小蜜丸10g/袋
	【禁忌及注意事项】 1. 孕妇禁用 2. 皮肤过敏者停服
	【药物相互作用】暂无相关报道
	【药学提示】肝硬化代偿期辨证用药，可与中药、西药联合应用。肝硬化失代偿期需结合综合治疗
不良反应文献报道	临床偶有过敏反应，患者皮肤出现潮红、发痒，停药后即消。初服时有的病例有轻泻作用，1 周后能消失。有出血倾向者可加重齿龈出血或鼻衄 【参考文献】 [1] 郝爱芹. 拉米夫定联合大黄蛰虫丸治疗乙型肝炎肝硬化28 例. 临床荟萃，2008，23 (16)：1197 – 1198. [2] 张帮杰，窦芊. 阿德福韦联合大黄蛰虫丸治疗乙型肝炎肝硬化疗效观察. 中国中医急症，2008，17 (5)：611 – 612.

3　扶正化瘀胶囊/片（Fuzhenghuayu Jiaonang/Pian）用于肝硬化的治疗

超药品说明书使用类型	□给药剂量、频率　□适用人群　■适应证　□给药途径　□疗程
超药品说明书适应证	肝硬化
超药品说明书使用证据类型	□治疗指南　□临床路径　□专著、教材　□系统评价或 Meta 分析 □专家共识　■随机对照的临床研究　□非随机干预性研究（队列研究，病例对照研究）　□病例报告　□中医名家临证经验
中医辨证证候分型	瘀血阻络，肝肾不足证：症见胁下痞块，胁肋疼痛，面色晦暗，或见赤缕红斑，腰膝酸软，疲倦乏力，头晕目涩；舌质暗红或有瘀斑，苔薄或微黄，脉弦细
证据说明	刘平等[1]在《扶正化瘀方治疗肝炎后肝硬化的临床观察》中指出，应用扶正化瘀方治疗肝炎后肝硬化患者40 例，以条件大体一致的40 例患者作为对照。结果表明：该方能显著地提高患者血清白蛋白含量，降低 γ – 球蛋白；能有效地调整患者异常的血浆支链氨基酸/芳香族氨基酸比值的异常；显著地降低患者增高的血清板层素和透明质酸含量；能提高 CD3+、

$CD4^+$、$CD4^+/CD8^+$ 比值，提高 NK 细胞活性及补体 C_3 含量，降低呈显著增高的血清 IgG 及 lgM 含量。同时还能调节内分泌激素的异常变化。结果充分表明，扶正化瘀方对肝炎后肝硬化具有良好的治疗效果，其作用途径也是多方面的，无论对控制病情的发展，还是在预防并发症的发生方面，都有其重要的意义

Deng 等[2]在一项多中心、随机、对照临床试验中，将 180 例肝炎后肝硬化患者被随机分为用扶正化瘀片的治疗组和安慰剂组。疗程为 6 个月。结果治疗组总有效率明显高于安慰剂组（86.7% *vs.* 62.2%，$P < 0.01$）。结论是扶正化瘀片治疗肝硬化有效和安全，可改善肝功能、肝纤维化、门脉高压状态、生活质量和 2 年生存率，不良反应极少

另一项研究表明[3]，扶正化瘀片还能明显改变肝硬化患者常有的精神障碍和社会活动的不足

Gu 等[4]进行的一项为期 2 年的多中心、随机、双盲、对照临床试验中，共入组 146 例食管静脉曲张的肝硬化患者，以比较在两年中扶正化瘀胶囊和对照组上消化道出血率和存活率。结果显示扶正化瘀胶囊可以有效地降低肝硬化食管静脉轻度曲张患者的上消化道累计出血概率（96.3% *vs.* 77.01%，$P < 0.05$）；可以有效地降低肝硬化食管静脉中重度曲张患者的上消化道累计出血的概率（76.13% *vs.* 56.99%，$P < 0.05$）和改善生存率（90.22% *vs.* 70.92%，$P < 0.05$），与普萘洛尔联用预防上消化道出血的作用更明显（44.87% *vs.* 23.53%，$P < 0.05$）；扶正化瘀胶囊和普萘洛尔联用可以预防肝硬化患者上消化道再出血，降低累计出血的概率（87.55% *vs.* 56.99%，$P < 0.01$），改善生存率（84.53% *vs.* 70.92%，$P < 0.05$）。扶正化瘀胶囊能减轻肝硬化食管静脉轻度曲张患者的食管静脉的曲张程度（63.59% *vs.* 11.78%，$P < 0.05$）。此疗效可能与改善肝纤维化有关

赵长青等[5]在《扶正化瘀肝糖综合治疗方案治疗肝炎后肝硬化合并糖代谢异常的临床研究》中指出，随机、对照临床试验设计，分别采用扶正化瘀肝糖综合治疗方案和中医常规综合治疗方案治疗乙肝后肝硬化合并糖代谢异常的患者 3 个月，结果：治疗组治疗方案在证候总有效率（80.9% *vs.* 62.2%，$P < 0.05$）和糖代谢异常疗效（85.29% *vs.* 64.96%，$P < 0.01$）方面均显著优于对照组治疗方案。得到扶正化瘀肝糖综合治疗方案具有改善乙肝后肝硬化合并糖代谢异常患者证候和糖代谢异常的疗效的结论

研究者们将抗乙肝病毒的核苷类（核苷类似物）药物，如：恩替卡韦[6-8]、拉米夫定[9-10]、阿德福韦酯[11-13]和替比夫定[14]等与扶正化瘀胶囊同时服用治疗肝纤维化或肝硬化，与单用抗病毒药物或单用扶正化瘀胶囊相对照，疗程多为 1 年，多以肝功能、肝纤维化 4 项血清学标志物和超声检查的变化以及症状体征的改变为疗效评判的标准。这些单中心小样本的研究结论均认为，联合用药的疗效较单用抗病毒药或单用扶正化瘀胶囊都有提高，值得推广应用

谌晓东等[15]在《阿德福韦酯联合扶正化瘀胶囊治疗 HBV - DNA 阴性代偿期肝硬化临床疗效观察》中指出，将 56 例 HBV - DNA 阴性代偿期肝硬化

续表

患者随机分为两组，对照组 27 例，给予常规保肝及抗纤维化治疗；治疗组 29 例，在对照组基础上加服阿德福韦酯治疗。观察两组患者治疗前及治疗后 12、24、36、48 周时症状、体征、肝功能、血清肝纤维化指标及 HBV – DNA 低于检测下限的比率。结果：治疗 48 周后与治疗前相比，治疗组症状、体征、肝功能及血清肝纤维化的指标显著恢复（$P < 0.05$）；与对照组相比，治疗组患者肝纤维化的指标改善及 HBV – DNA 低于检测下限的比率更为显著。治疗组并发症例数（0）和病死率（0%）显著低于对照组（12 例，14.8%）（$P < 0.05$）。治疗后，治疗组的显效率为 100%，明显高于对照组的 51.8%（$P < 0.01$）。作者认为阿德福韦酯联合扶正化瘀胶囊治疗 HBV – DNA 阴性代偿期肝硬化具有显著的疗效

章美元等[16]在《拉米夫定阿德福韦酯联合扶正化瘀胶囊治疗乙肝后肝硬化失代偿期的 2 年疗效观察》中指出，将 51 例乙肝后肝硬化失代偿期患者随机分为两组，对照组（$n = 21$）用常规西药治疗方法，如维生素类和护肝降酶治疗，必要时用人血白蛋白等；治疗组（$n = 30$）给予拉米夫定和阿德福韦酯联合扶正化瘀胶囊，疗程均为 2 年。观察治疗前后 HBV – DNA 载量、Child – Pugh 评分、血清肝纤维化 4 项指标、彩色多普勒检查肝脾形态门静脉内径、脾静脉内径和脾厚度等。结果显示两组之间基线时，以上观察指标均无统计学意义。治疗结束时，对照组 3 例死亡（肝癌 1 例、上消化道出血 2 例），自身前后对比疗效改善不明显。治疗组死亡 1 例（交通意外），自身前后对比观察指标改善优于对照组（$P < 0.05$）。据此得出拉米夫定和阿德福韦酯联合扶正化瘀胶囊有明显改善乙肝后肝硬化失代偿期 Child – Pugh 评分作用和肝脾形态、降低 HBV – DNA 水平的结论

张国顺等[17]《聚乙二醇干扰素联合扶正化瘀胶囊治疗耐核苷类药物的乙型肝炎肝硬化临床研究》中指出，他们将 83 例乙型肝炎肝硬化患者随机分为 A、B 两组，A 组用 PEG – IFN – 2a 联合扶正化瘀胶囊治疗，B 组单独使用 PEG – IFN – 2a 治疗，疗程 12 个月，随访 6 个月。对治疗前后血清肝纤维化 4 项指标、血清 HBsAg、HBeAg、HBV – DNA 等指标的变化进行观察。结果显示：治疗后治疗组肝纤维化指标、HBsAg、HBV – DNA 指标均显著下降，与对照组比较差异有统计学意义（$P < 0.05$）。结论是 PEG – IFN – 2a 联合扶正化瘀胶囊治疗耐核苷类药物的乙型肝炎肝硬化疗效优于单一使用 PEG – IFN – 2a

有学者[18-20]用扶正化瘀胶囊联用熊去氧胆酸治疗原发性胆汁性肝硬化，疗程为 24 周或 48 周，发现在患者症状的减轻和肝功能的恢复方面，联合用药均比单用熊去氧胆酸疗效显著。尤其是在疗程为 48 周的临床试验中[20]发现，治疗组有 1 例抗核抗体（ANA）和 2 例抗线粒体抗体（AMA）阴转，48 周后较治疗前脾回缩，门静脉内径和脾静脉内径缩小，门静脉和脾静脉血流速度增加（$P < 0.01$）。作者认为熊去氧胆酸联合扶正化瘀胶囊治疗原发性胆汁性肝硬化的抗肝纤维化及改善肝功能疗效明显快速，安全性好，优于单用熊去氧胆酸，主张长期联用，可能提高远期疗效

唐臻[21]在《扶正化瘀胶囊联合穴位注射治疗肝硬化疗效观察》中指出，64 例肝硬化患者随机两组，治疗组 34 例，服用扶正化瘀胶囊，5 粒/次，

右上角：续表

3次/天，并联合丹参注射液穴位注射治疗。对照组30例，采用一般护肝以及对症治疗。观察治疗前后患者肝功能生化指标及肝纤维化指标变化，并与对照组对比。结果两组治疗后肝功能生化指标与肝纤维化指标均有改善，治疗组肝功能生化指标的改善和肝纤维指标的下降均优于对照组，组间比较有统计学意义（$P < 0.01$ 或 $P < 0.05$）。结论：扶正化瘀胶囊联合穴位注射能有效控制肝硬化患者的肝纤维化进展，改善患者肝功能

夏小芳[22]在《扶正化瘀胶囊治疗肝硬化门静脉高压症临床观察》中指出，将肝硬化门静脉高压症患者68例随机分为治疗组与对照组各34例，对照组予大黄蟅虫丸、复方益肝灵片口服，治疗组在此基础上加服扶正化瘀胶囊，观察两组疗效及相关指标的变化情况。结果治疗组疗效明显优于对照组，DPV、DSV、PVF、SVF、HA 和 CIV 等指标治疗后降低程度明显优于对照组。研究结果说明扶正化瘀胶囊治疗肝硬化门静脉高压症疗效确切，可以有效地改善患者的门脉血流动力学，值得临床推广

文献方法学质量评价

针对于 RCT 的 Cochrane 风险偏倚评估工具

文献	①	②	③	④	⑤	⑥	⑦
[1]	不清楚	不清楚	否	不清楚	是	否	不清楚
[2]	是	是	是	不清楚	是	否	不清楚
[3]	是	是	是	不清楚	是	否	不清楚
[4]	是	是	是	不清楚	是	否	不清楚
[5]	是	是	否	否	是	否	不清楚
[15]	是	是	否	否	是	否	不清楚
[16]	是	是	否	否	是	否	不清楚
[17]	是	是	否	否	是	否	不清楚
[18]	是	是	否	否	是	否	不清楚
[19]	是	是	否	否	是	否	不清楚
[20]	是	是	否	否	是	否	不清楚
[21]	是	是	否	否	是	否	不清楚
[22]	是	不清楚	否	不清楚	是	否	不清楚

注：①随机序列产生；②分配隐藏；③对研究者和受试者施盲；④研究结果盲法评价；⑤结果数据的完整性；⑥选择性报告研究结果；⑦其他偏倚来源。每个条目按照是、否、不清楚判定

循证评价证据级别	Ⅰa
推荐等级与意见	B 级
参考文献	[1] 刘平，刘成，胡义扬，等. 扶正化瘀方治疗肝炎后肝硬化的临床观察. 中西医结合肝病杂志，1993，3（4）：1-4.

[2] Deng X，Liang J，Liu ZW，et al. Treatment of Posthepatitic Cirrhosis by Fuzheng Huayu Tablet for Reinforcing Qi and Resolving Stasis. Chin J Integr Med，2013，19（4）：289 – 296.

[3] Deng X，Liang J，Wu FS，et al. Influence of Fuzheng Huayu Tablet on Mental State and Social Function of Patients with Post – Hepatitis B Liver Cirrhosis. Chinese Journal of Integrative Medicine，2012，8（16）：466 – 472.

[4] Gu J，Zhang Q，Xue DY，et al. A Randomized Controlled Study of Fuzheng Huayu Capsule for Prevention of Esophageal Variceal Bleeding in Patients with Liver Cirrhosis. Evidence – Based Complementary and Alternative Medicine，Volume 2013，Article ID 534960，7 pages，Published online，http://dx. doi. org/10. 1155/2013/534960.

[5] 赵长青，顾宏图，成扬，等. 扶正化瘀肝糖综合治疗方案治疗肝炎后肝硬化合并糖代谢异常的临床研究. 中国中西医结合杂志，2008，28（1）：24 – 27.

[6] 赖江琼，刘国安，潘兴南，等. 恩替卡韦联合扶正化瘀胶囊治疗 64 例乙型肝炎肝硬化超声表现及临床疗效分析. 实用肝脏病杂志，2011，14（6）：458 – 459.

[7] 窦宇明，沈桂堂，张丽丽. 恩替卡韦联合扶正化瘀胶囊治疗失代偿期乙型肝炎肝硬化 21 例. 中西医结合肝病杂志，2012，22（5）：302 – 303.

[8] 裴建红. 恩替卡韦联合扶正化瘀胶囊治疗乙肝肝硬化临床观察. 上海中医药杂志，2012，46（1）：41 – 43.

[9] 邱瑾，蒋桦，彭影登，等. 扶正化瘀胶囊联合拉米夫定对乙型肝炎肝硬化生存质量影响及疗效的观察. 求医问药，2012，10（4）：431 – 432.

[10] 杨襄蓉，罗兵. 拉米夫定联合扶正化瘀胶囊治疗乙型肝炎肝硬化疗效观察. 中国热带医学，2011，11（8）：933 – 935.

[11] 潘教治，胡中华，黄友全. 阿德福韦酯联合扶正化瘀胶囊治疗慢性乙型肝炎肝硬化的疗效观察. 浙江中医药大学学报，2011，35（2）：204 – 205.

[12] 陈钟，肖峻. 阿德福韦酯联合扶正化瘀胶囊治疗乙型肝炎肝硬化疗效观察. 临床医药实践，2010，19（12）：890 – 893.

[13] 和秋芬. 扶正化瘀胶囊联合阿德福韦酯治疗乙型肝炎肝硬化的临床观察. 光明中医，2012，27（7）：140 – 141.

[14] 姚四清，袁明娟. 替比夫定联合扶正化瘀胶囊对乙型肝炎肝硬化的疗效观察. 中西医结合肝病杂志，2010，20（1）：17 – 18.

[15] 谌晓东，彭永红，卢流海. 阿德福韦酯联合扶正化瘀胶囊治疗 HBV DNA 阴性代偿期肝硬化临床疗效观察. 中国肝脏病杂志（电子版），2011，3（2）：5 – 9.

[16] 章美元，韩真. 拉米夫定阿德福韦酯联合扶正化瘀胶囊治疗乙肝后肝硬化失代偿期的 2 年疗效观察. 胃肠病学和肝病学杂志，2012，21（2）：166 – 168.

续表

[17] 张国顺, 马利转, 张超, 等. 聚乙二醇干扰素联合扶正化瘀胶囊治疗耐核苷类药物的乙型肝炎肝硬化临床研究. 现代预防医学, 2012, 39 (4): 1016 - 1018.

[18] 应华娟. 扶正化瘀胶囊联用熊去氧胆酸治疗原发性胆汁性肝硬化的近期疗效观察及护理. 海峡药学, 2012, 24 (12): 217 - 218.

[19] 谢杏榕, 胡波, 杜卫星, 等. 熊去氧胆酸胶囊联合扶正化瘀胶囊治疗原发性胆汁性肝硬化的临床疗效. 山西医药杂志, 2012, 41 (5): 47 - 472.

[20] 吴颖, 姚定康, 朱樑, 等. 熊去氧胆酸联合扶正化瘀胶囊治疗原发性胆汁性肝硬化临床观察. 中国中西医结合杂志, 2012, 32 (11): 1477 - 1482.

[21] 唐臻. 扶正化瘀胶囊联合穴位注射治疗肝硬化疗效观察. 中国现代药物应用, 2012, 6 (1): 12 - 13.

[22] 夏小芳. 扶正化瘀胶囊治疗肝硬化门静脉高压症临床观察. 中国中医急症, 2010, 19 (7): 1119 - 1120.

产品说明书	【功能主治】活血祛瘀, 益精养肝。用于乙型肝炎肝纤维化属瘀血阻络, 肝肾不足证者, 症见胁下痞块, 胁肋疼痛, 面色晦暗, 或见赤缕红斑, 腰膝酸软, 疲倦乏力, 头晕目涩, 舌质暗红或有瘀斑, 苔薄或微黄, 脉弦细
	【用法用量】 扶正化瘀胶囊 (0.3g): 口服, 一次 5 粒, 一日 3 次, 24 周为一个疗程; 扶正化瘀胶囊 (0.5g): 口服, 一次 3 粒, 一日 3 次, 24 周为一个疗程; 扶正化瘀片 (0.4g): 口服, 一次 4 片, 一日 3 次, 24 周为一个疗程; 扶正化瘀片 (0.8g): 口服, 一次 2 片, 一日 3 次, 24 周为一个疗程
	【规 格】①每粒装 0.3g, 每瓶 60 粒; ②每粒装 0.5g, 每瓶 60 粒; ③每片重 0.4g, 每瓶 48 片; ④每片重 0.8g, 每瓶 48 片
	【禁忌及注意事项】 1. 孕妇忌用 2. 湿热盛者慎用
	【药物相互作用】与恩替卡韦联合应用可提高恩替卡韦的疗效, 改善患者纤维化程度
	【药学提示】药理试验显示, 本品可抑制四氯化碳加高脂饲料致大鼠肝纤维化的程度, 抑制四氯化碳和 D - 半乳糖胺致大鼠血清丙氨酸氨基转换酶的升高。长期毒性试验显示, 本品对大鼠连续灌胃给药 6 个月, 0.37g/kg 可降低大鼠的网织红细胞数, 升高白细胞数
不良反应文献报道	偶见服后胃中有不适感

4 舒肝宁注射液 (Shuganning Zhusheye) 用于药物性肝损伤的治疗

超药品说明书使用类型	□给药剂量、频率　□适用人群　■适应证　□给药途径　□疗程
超药品说明书适应证	药物性肝损伤

续表

超药品说明书使用证据类型	□治疗指南　□临床路径　□专著、教材　□系统评价或 Meta 分析 □专家共识　■随机对照的临床研究　■非随机干预性研究（队列研究，病例对照研究）　□病例报告　□中医名家临证经验
中医辨证证候分型	湿热熏蒸型：此类患者有身目俱黄，恶心，呕吐，纳呆，腹胀，胁痛，倦怠无力，小便黄赤，大便秘结或溏，或有发热，脉弦滑或数，舌苔黄腻 肝气郁结型：此类患者胁肋胀痛，脘痞腹胀，恶心嗳气，纳食不香，脉弦，舌质淡红，苔薄白
证据说明	王凯等[1]《舒肝宁注射液治疗晚期胃癌患者 DCF 方案治疗所致药物性肝损伤临床疗效观察》中指出，将化疗后发生药物性肝损伤的胃癌患者随机分为治疗组和对照组。对照组 31 例，静滴维生素 C 注射液，治疗组（31 例）在此基础上加用舒肝宁注射液治疗。治疗组治疗后丙氨酸氨基转移酶（ALT）、总胆红素（T-BIL）较治疗前检查指标上升（$P<0.05$），对照组化疗后 ALT、T-BIL 相应指标较治疗前明显上升（$P<0.01$）；治疗组治疗后 ALT、T-BIL 两项指标均低于对照组（$P<0.05$）。表明舒肝宁注射液在预防晚期胃癌患者 DCF 方案化疗所致药物性肝损伤有较好疗效 魏阳等[2]《舒肝宁治疗化疗药物所致肝损伤的临床疗效观察》中指出，将化疗后有轻度肝损伤的 46 例恶性肿瘤患者随机分为治疗组和对照组。治疗组 26 例，患者化疗后静脉输注舒肝宁注射液，每日 1 次，连续治疗 10 天。对照组 20 例，未静脉输注舒肝宁注射液，采用常规口服保肝药治疗。观察两组治疗前后丙氨酸氨基转移酶（ALT）及总胆红素（T-BIL）的变化及疗效差别。结果显示治疗后治疗组的 ALT 显著低于治疗前，其疗效和肝脏功能改善均优于对照组，差异有统计学意义（$P<0.05$）。表明舒肝宁注射液治疗化疗药物所致轻度肝损伤疗效明显，具有较强的保肝护肝作用

文献方法学质量评价	针对于 RCT 的 Cochrane 风险偏倚评估工具						
	文献	①	②	③	④	⑤	⑥	⑦
	[1]	不清楚	不清楚	不清楚	不清楚	不清楚	不清楚	不清楚
	[2]	不清楚	不清楚	不清楚	不清楚	不清楚	不清楚	不清楚

注：①随机序列产生；②分配隐藏；③对研究者和受试者施盲；④研究结果盲法评价；⑤结果数据的完整性；⑥选择性报告研究结果；⑦其他偏倚来源。每个条目按照是、否、不清楚判定

循证评价证据级别	Ⅱa
推荐等级与意见	B 级
参考文献	[1] 王凯，张百红，陈龙，等. 舒肝宁注射液治疗晚期胃癌患者 DCF 方案治疗所致药物性肝损伤临床疗效观察. 陕西中医，2016（2）：133-134. [2] 魏阳，舒肝宁治疗化疗药物所致肝损伤的临床疗效观察. 中国肝脏病杂志，2010，2（2）：9-11.

续表

产品说明书	【功能主治】清热解毒，利湿退黄，益气扶正，保肝护肝。用于湿热黄疸，症见面目俱黄，胸胁胀满，恶心呕吐，小便黄赤，乏力，纳差，便溏；急、慢性病毒性肝炎见前述症状者
	【用法用量】静脉滴注，一次 10 ~ 20mL，用 10% 葡萄糖注射液 250 ~ 500mL 稀释后静脉滴注，一日 1 次；症状缓解后可改用肌内注射，一日 2 ~ 4mL，一日 1 次
	【规　　格】每支装 2mL
	【禁忌及注意事项】 1. 对本品过敏者禁用 2. 用药前仔细询问患者过敏史，过敏体质者及孕妇慎用 3. 注射前严密观察药液性状，有浑浊、沉淀、絮状物或瓶身细微破裂时严禁使用 4. 严禁与其他药物混合配伍使用。谨慎联合用药 5. 特殊人群，如过敏体质者、老年人、体弱者、儿童、危重病人等患者应慎重使用，加强监测 6. 用药过程中，应密切观察用药反应，尤其在用药 30min 内，如出现异常应及时停药并采取相应的处理措施 7. 严格按规定用法用量用药 8. 使用时滴注速度不宜过快，儿童以 10 ~ 20 滴/分钟，成年以 40 ~ 60 滴/分钟为宜 9. 补充用法：依据相关研究，除按【用法用量】中说明使用外，还可用 5% 葡萄糖注射液、0.9% 氯化钠注射液 250 ~ 500mL 稀释后静脉滴注
	【药物相互作用】尚无本品与其他药物相互作用的信息
	【药学提示】无
不良反应文献报道	本品不良反应偶见，以过敏反应为主，其中一般过敏反应可见皮疹、皮肤瘙痒、发热、面红等，严重过敏反应可见过敏性休克等。临床集中观察研究监测证实，3271 例观察病例中共发生不良反应/事件 8 例，不良反应/事件累积发生率为 2.45‰ (8/3271 ×1000‰)，按 Poisson 分布估计舒肝宁注射液不良反应/事件发生率的 95% 置信区间为 (1.06‰，4.82‰)，不良反应/事件状态均为"一般的"，没有出现严重不良反应/事件。不良反应/事件系统主要以皮肤及其附件损害、全身性损害、消化系统损害等为主，不良反应/事件均对原患疾无明显不良影响，临床对出现不良反应/事件患者的处理以停药、吸氧和对症治疗为主，不良反应/事件均在 3 天内好转或治愈 【参考文献】 [1] 广东省药品不良反应监测中心，广东省药理学会．舒肝宁注射液上市后安全性再评价研究［研究时间：2010 – 2014］

5　扶正化瘀胶囊/片（Fuzhenghuayu Jiaonang/Pian）用于非酒精性脂肪性肝炎的治疗

超药品说明书使用类型	□给药剂量、频率　□适用人群　■适应证　□给药途径　□疗程
超药品说明书适应证	非酒精性脂肪性肝炎

续表

超药品说明书使用证据类型	□治疗指南　□临床路径　□专著、教材　□系统评价或 Meta 分析　□专家共识　■随机对照的临床研究　□非随机干预性研究（队列研究，病例对照研究）　□病例报告　□中医名家临证经验
中医辨证证候分型	瘀血阻络、肝肾不足证：症见胁下痞块，胁肋疼痛，面色晦暗，或见赤缕红斑，腰膝酸软，疲倦乏力，头晕目涩，舌质暗红或有瘀斑，苔薄或微黄，脉弦细
证据说明	郑伟等[1]在《扶正化瘀胶囊联合水飞蓟宾胶囊治疗中重度非酒精性脂肪性肝炎 34 例》中指出，将 68 例 NASH 患者随机分为对照组和治疗组，对照组单独服用水飞蓟宾胶囊，治疗组在对照组的治疗基础上，给与扶正化瘀胶囊，治疗 3 个月。结果发现：治疗组 ALT、AST、TC、TG、LDL—C、HDL－C 的指标改善和症状缓解率明显优于对照组，总有效率（94.12%），明显优于单用水飞蓟宾胶囊者（73.53%），差异有统计学意义（$P < 0.05$）。因此，扶正化瘀胶囊和水飞蓟宾胶囊联合治疗非酒精性脂肪肝效果良好，肝功能、血脂恢复快，临床症状缓解明显，即使对部分饮食控制不佳缺乏运动等情况也似乎比单用水林佳更有效，且未发现明显不良反应 李亚等[2]在《扶正化瘀胶囊联合胰岛素增敏剂治疗非酒精性脂肪性肝炎临床分析》中指出，选择 NASH 患者 72 例，随机分为对照组和观察组各 36 例。对照组给予吡格列酮治疗，观察组在此基础上联用扶正化瘀胶囊，疗程为 24 周，同时治疗过程中严格执行生活干预，观察比较 2 组疗效以及治疗前后胰岛素抵抗指数（HOMA－IR）、肝功能（ALT、AST）、血脂（TG、TC）、肝纤维化四项指标、B 超指标、肝脏硬度的变化。结果显示：观察组总有效率明显高于对照组（$P < 0.05$）；治疗后 2 组 HOMA－IR、ALT、AST、TG、TC、肝纤维化指标等均较治疗前明显改善（P 均 < 0.05）；治疗后观察组肝脏硬度值和脾脏厚度、脾静脉和门静脉内径均显著改善（P 均 < 0.05），而对照组无明显改善（$P > 0.05$）；观察组上述指标改善程度显著优于对照组（P 均 < 0.05），均未发现不良反应。结论：扶正化瘀胶囊联合胰岛素增敏剂吡格列酮治疗 NASH 疗效显著，可以更好地改善患者的症状，有效减轻 IR，阻断 NASH 所致肝纤维化的进展，是治疗 NASH 的有效方案 俞建平等[3]在《多烯磷脂酰胆碱联合扶正化瘀胶囊治疗非酒精性脂肪性肝炎的临床疗效》中指出，选取 100 例 NASH 患者，中医辨证瘀血阻络、肝肾不足者，对照组（N = 50）给予多烯磷脂酰胆碱胶囊口服，观察组（N = 50）加服扶正化瘀胶囊。结果显示：ALT、AST、γ－GGT、TC、TG、HA、LN、PCⅢ、Ⅳ－C 治疗后较治疗前下降（$P < 0.05$），HDL－C 升高（$P < 0.05$）观察组较对照组 TC、TG、HDL－C、HA、LN、PCⅢ、Ⅳ－C 改善更为明显（$P < 0.05$）；12 周后治疗疗效观察组优于对照组（$P < 0.05$）。结论：多烯磷脂酰胆碱联合扶正化瘀胶囊治疗 NASH 疗效优于单纯应用多烯磷脂酰胆碱胶囊，尤其对肝纤维化指标改善更为明显

续表

	针对于 RCT 的 Cochrane 风险偏倚评估工具						
	文献	①	②	③	④	⑤	⑥	⑦
文献方法学质量评价	[1] 不清楚 不清楚 不清楚 不清楚 是 不清楚 不清楚						
	[2] 是 不清楚 不清楚 不清楚 是 不清楚 不清楚						
	[3] 是 不清楚 不清楚 不清楚 是 不清楚 不清楚						
	注：①随机序列产生；②分配隐藏；③对研究者和受试者施盲；④研究结果盲法评价；⑤结果数据的完整性；⑥选择性报告研究结果；⑦其他偏倚来源。每个条目按照是、否、不清楚判定						
循证评价证据级别	Ⅱa						
推荐等级与意见	B 级						
参考文献	[1] 郑伟，苏立稳，赵宝丽．扶正化瘀胶囊联合水飞蓟宾胶囊治疗中重度非酒精性脂肪性肝炎 34 例．中西医结合肝病杂志，2015，25（3）：177 - 178. [2] 李亚，刘文涛，柯文炳．扶正化瘀胶囊联合胰岛素增敏剂治疗非酒精性脂肪性肝炎临床分析．现代中西医结合杂志，2017，26（8）：2665 - 2667. [3] 俞建平，冯兰英，陈霞，等．多烯磷脂酰胆碱联合扶正化瘀胶囊治疗非酒精性脂肪性肝炎的临床疗效．中华全科医学，2014，12（8）：1325 - 1326.						
产品说明书	【功能主治】活血祛瘀，益精养肝。用于乙型肝炎肝纤维化属瘀血阻络，肝肾不足证者，症见胁下痞块，胁肋疼痛，面色晦暗，或见赤缕红斑，腰膝酸软，疲倦乏力，头晕目涩，舌质暗红或有瘀斑，苔薄或微黄，脉弦细						
	【用法用量】 扶正化瘀胶囊（0.3g）：口服，一次 5 粒，一日 3 次，24 周为一个疗程 扶正化瘀胶囊（0.5g）：口服，一次 3 粒，一日 3 次，24 周为一个疗程 扶正化瘀片（0.4g）：口服，一次 4 片，一日 3 次，24 周为一个疗程扶正化瘀片（0.8g）：口服，一次 2 片，一日 3 次，24 周为一个疗程						
	【规格】胶囊：①每粒 0.3g；②每粒 0.5g 　　　　片剂：①每片 0.4g；②每片 0.8g						
	【禁忌及注意事项】 孕妇忌用 湿热盛者慎用						
不良反应	偶见服后胃中有不适感						

第五章　肾脏疾病

1　金水宝胶囊（Jinshuibao Jiaonang）用于糖尿病肾病的治疗

超药品说明书使用类型	□给药剂量、频率　□适用人群　■适应证　□给药途径□疗程
超药品说明书适应证	糖尿病肾病
超药品说明书使用证据类型	□治疗指南　□临床路径　□专著、教材　■系统评价或 Meta 分析 □专家共识　□随机对照的临床研究　□非随机干预性研究（队列研究，病例对照研究）　□病例报告　□中医名家临证经验
中医辨证证候分型	肺肾两虚型：证见尿浊，腰膝酸软，神疲乏力，久咳虚喘，不寐健忘，月经不调，阳痿早泄，舌质淡红苔薄白脉沉细
证据说明	毛家玺等[1]在《金水宝治疗糖尿病肾病的系统评价》研究中，计算机检索 Cochrane 图书馆临床对照试验库、MEDLINE（1978－2011）、EMbase（1978－2011）、中国期刊全文数据库（CNKI）（1989－2011）、中国生物医学文献数据库（CBM）（1978－2011）、中文科技期刊全文数据库（VIP）（1989－2011），手工检索已发表的文献。共纳入 9 篇 RCT 含 558 例糖尿病肾病患者；在饮食控制和降糖药物联合应用为基础治疗上，试验组干预措施为金水宝，对照组为安慰剂（淀粉胶囊）或空白对照；文献质量根据 Cochrane 协作网系统评价手册 4.0 版标准均为 C 级。结果发现，金水宝在一定程度上可以减少糖尿病肾病患者 24h 尿蛋白定量、24h 尿白蛋白排泄率、降低患者血清肌酐水平，有降血糖效果，均优于对照组；但在降低糖化血红蛋白、尿素氮方面与对照组相比，差异无统计学意义 张煜敏等[2]在《金水宝胶囊治疗糖尿病肾病的系统评价》研究中，检索 1984 年 1 月至 2011 年 10 月中国生物医学期刊，共纳入 29 项随机对照试验含 1763 例患者；试验组干预措施为金水宝胶囊加常规治疗，对照组干预措施为单独常规治疗；文献质量均低下，29 个研究均提及"随机"，但均未描述分配隐藏和盲法的实施方法和过程。结果发现，金水宝可以降低尿白蛋白排泄率及 24h 尿蛋白定量，改善肾功能，降低血胆固醇及三酰甘油，均优于对照组；但在改善空腹血糖、糖化血红蛋白和血压方面与对照组相比，差异无统计学意义 段蓉等[3]在《金水宝联合血管紧张素受体阻滞剂治疗糖尿病肾病的 Meta 分析》研究中，检索 Cochrane 图书馆、Pubmed、EMbase、SCI、中国生物医学文献数据库（CBM）、中国期刊全文数据库（CNKI）、维普数据库、万方数据库等数据库，检索时间为建库起截止到 2014 年 3 月，共纳入 15 项随机对照试验含 1095 例糖尿病肾病患者。试验组采用金水宝联合血管紧张素受体阻滞剂（angiotensin receptor blocker，ARB）治疗，对照组采用 ARB 治疗。结果发现，联合用药组可显著降低糖尿病肾病患者的 24h 尿

续表

	蛋白定量、血肌酐、尿白蛋白排泄率、N - 乙酰 - β - D - 葡萄糖苷酶（NAG 酶）、尿白蛋白/肌酐、总胆固醇、三酰甘油等，与对照组相比差异有统计学意义
文献方法学质量评价	针对于系统评价的方法学质量评价工具 - AMSTAR 量表 | 文献	①	②	③	④	⑤	⑥	⑦	⑧	⑨	⑩	⑪
---	---	---	---	---	---	---	---	---	---	---	---
[1]	否	是	否	是	不适当	是	是	是	是	否	否
[2]	否	是	否	否	不适当	不适当	是	是	是	否	是
[3]	否	是	否	是	不适当	是	是	是	是	否	否	 注：①是否提供了前期设计方案；②纳入研究的选择和数据提取是否具有可重复性；③是否实施广泛全面的文献检索；④发表情况是否已考虑在纳入标准中，如灰色文献；⑤是否提供了纳入和排除的研究文献清单；⑥是否描述纳入研究的特征；⑦是否评价和报道纳入研究的科学；⑧纳入研究的科学性是否恰当地运用在结论的推导上；⑨合成纳入研究结果的方法是否恰当；⑩是否评估了发表偏倚的可能性；⑪是否说明相关利益冲突每个条目按照是、否、不清楚、不适当判定
循证评价证据级别	Ⅰa
推荐等级与意见	A 级
参考文献	[1] 毛家玺，程铭，汤晓静．金水宝治疗糖尿病肾病的系统评价．中国中西医结合肾病杂志，2012，13（6）：526 - 530. [2] 张煜敏，杨丽萍，沈波．金水宝胶囊治疗糖尿病肾病的系统评价．现代中西医结合杂志，2012，21（23）：2509 - 2512. [3] 段蓉，李正翔．金水宝联合血管紧张素受体阻滞剂治疗糖尿病肾病的 Meta 分析．药物评价研究，2015，38（1）：78 - 84.
产品说明书	【功能主治】补益肺肾、秘精益气。本品用于肺肾两虚，精气不足，久咳虚喘，神疲乏力，不寐健忘，腰膝痠软，月经不调，阳痿早泄，慢性支气管炎、慢性肾功能不全、高脂血症、肝硬化见上述证候者 【用法用量】口服。一次 3 粒，一日 3 次；用于慢性肾功能不全者，一次 6 粒，一日 3 次 【规　　格】每粒装 0.33g 【禁忌及注意事项】 1. 凡阴虚火旺，血分有热，胃火炽盛，肺有痰热，外感热病者禁用 2. 忌不易消化食物 3. 感冒发热患者不宜服用 4. 有高血压、心脏病、肝病、糖尿病、肾病等慢性病严重者应在医师指导下服用 5. 儿童、孕妇、哺乳期妇女应在医师指导下服用 6. 服药 4 周症状无缓解，应去医院就诊 7. 对本品过敏者禁用，过敏体质者慎用 8. 本品性状发生改变时禁止使用

	9. 儿童必须在成人监护下使用 10. 请将本品放在儿童不能接触的地方 11. 如正在使用其他药品，使用本品前请咨询医师或药师
	【药物相互作用】 1. 文献报道 1 例患者金水宝与潘生丁同用，出现皮疹 2. 文献报道 1 例患者在复方丹参片、美托洛尔、复方卡托普利基础上加用金水宝出现过敏性紫癜
	【药学提示】 1. 未进行药代动力学实验且无可靠参考文献 2. 老人用药因未进行相关实验且无可靠参考文献，请中医会诊后使用
不良反应文献报道	金水宝治疗肾病综合征、高血压等出现皮疹、过敏性紫癜，经用激素等处理后消失 【参考文献】 [1] 谷舜意，黄怡，李常飞. 口服金水宝胶囊致不良反应 1 例. 海峡药学, 2011, 23 (1)：152. [2] 吴琼. 金水宝致过敏性紫癜 1 例. 中国现代应用药学杂志, 2000, 17 (1)：18.

2　肾炎康复片（Shenyan Kangfu Pian）用于糖尿病肾病的治疗

超药品说明书使用类型	□给药剂量、频率　□适用人群　■适应证　□给药途径　□疗程
超药品说明书适应证	糖尿病肾病
超药品说明书使用证据类型	■治疗指南　□临床路径　□专著、教材　■系统评价或 Meta 分析　□专家共识　■随机对照的临床研究　□非随机干预性研究（队列研究，病例对照研究）　□病例报告　□中医名家临证经验
中医辨证证候分型	气阴两虚，脾肾不足型症见神疲乏力，腰膝酸软，面目、四肢水肿，头晕耳鸣
证据说明	《国家基本用药临床应用指南》[1]"祛湿剂"收录，用于治疗慢性肾炎、糖尿病肾病、紫癜性肾炎等蛋白尿、血尿、水肿属气阴两虚、脾肾不足证者 王荣等[2]在《肾炎康复片联合西医常规疗法治疗糖尿病肾病有效性的 Meta 分析》共纳入 25 个 RCT，合计 DN 患者 2283 例。Meta 分析结果显示肾炎康片联合西医常规疗法在治疗有效率、降低空腹血糖、减少蛋白尿、增加肌酐清除率、降低尿素氮、胆固醇及三酰甘油等方面与单一常规西医疗法相比疗效差异有统计学意义 邓跃毅等[3]在《肾炎康复片治疗糖尿病肾病的疗效观察》中指出，将 60 例经临床确诊为Ⅲ、Ⅳ期糖尿病肾病的患者随机分为两组，治疗组给予肾炎康复片（薄膜衣片）每次 5 粒，每日 3 次口服；对照组给予洛汀新 10mg，每日 1 次口服；两组患者均持续用药 2 月。结果发现，经肾炎康复片治疗的Ⅳ期糖尿病肾病的尿蛋白则明显减少（$P < 0.05$）

续表

	谢福军等[4]在《肾炎康复片治疗糖尿病肾病临床疗效观察》中指出，将98 例年龄 18 ~ 65 岁的糖尿病肾病患者随机分为治疗组 50 例，对照组 48例，两组患者均采用限制饮食，控制血糖、血压、血脂的基础治疗，治疗组在此基础上给予肾炎康复片 5 粒，3 次/天口服，2 个月为 1 个疗程。治疗组患者 24h 尿蛋白定量、Scr 水平均显著下降，治疗前后比较差异有统计学意义（$P < 0.01$）；对照组患者 Scr 水平有明显下降，治疗前后比较差异有统计学意义（$P < 0.05$）

文献方法学质量评价	针对于 RCT 的 Cochrane 风险偏倚评估工具

文献	①	②	③	④	⑤	⑥	⑦
[3]	不清楚	不清楚	不清楚	不清楚	是	不清楚	不清楚
[4]	不清楚	不清楚	不清楚	不清楚	是	不清楚	不清楚

注：①随机序列产生；②分配隐藏；③对研究者和受试者施盲；④研究结果盲法评价；⑤结果数据的完整性；⑥选择性报告研究结果；⑦其他偏倚来源。每个条目按照是、否、不清楚判定

循证评价证据级别	Ⅰa
推荐等级与意见	A 级

参考文献	[1] 张伯礼，高学敏，等. 国家基本药物临床应用指南（中成药）2012年版. 北京：人民卫生出版社，2012：147. [2] 王荣，张莲，艾金伟，等. 肾炎康复片联合西医常规疗法治疗糖尿病肾病有效性的 Meta 分析. 世界中成药，2017，12（1）：180 – 185. [3] 邓跃毅，陈以平，唐红，等. 肾炎康复片治疗糖尿病肾病的疗效观察. 中国中西医结合肾病杂志，2005，6（3）：151 – 153. [4] 谢福军，赵洁，王淑云. 肾炎康复片治疗糖尿病肾病临床疗效观察. 中华全科医学，2012（1）：123 – 124.

产品说明书	【功能主治】益气养阴，补肾健脾，清解余毒。用于气阴两虚、脾肾不足、水湿内停所致的水肿，症见神疲乏力、腰酸腿软，面目、四肢水肿，头晕耳鸣；慢性肾炎，蛋白尿、血尿见上述证候者
	【用法用量】口服，一次 5 片，一日 3 次（薄膜衣）。小儿酌减或遵医嘱
	【规格】每片 0.48g
	【禁忌及注意事项】 1. 孕妇禁服 2. 急性肾炎水肿不宜
	【药物相互作用】经动物实验后，显示本品具有抗炎作用，对肾炎有一定的改善。另外有利尿作用
	【药学提示】尚不明确

不良反应文献报道	暂无相关报道

3 注射用丹参多酚酸盐（Zhusheyong Danshenduofensuanyan）用于糖尿病肾病的治疗

超药品说明书使用类型	□给药剂量、频率 □适用人群 ■适应证 □给药途径 □疗程
超药品说明书适应证	糖尿病肾病
超药品说明书使用证据类型	□治疗指南 □临床路径 □专著、教材 □系统评价或 Meta 分析 □专家共识 ■随机对照的临床研究 □非随机干预性研究（队列研究，病例对照研究） □病例报告 □中医名家临证经验
中医辨证证候分型	心血瘀阻证：此类患者可表现胸部刺痛、绞痛、固定不移，痛引肩背或臂内侧，胸闷、心悸不宁，唇舌紫暗、脉细涩
证据说明	章红艳等[1]在《注射用丹参多酚酸盐在早期糖尿病肾病治疗中的应用》中，将 84 例早期 DN 患者按照随机数字表法分为两组，每组 42 例。对照组采用控制血压、血糖、血脂等常规治疗；观察组在对照组治疗基础上采用丹参多酚酸盐静脉滴注，每次 200mg，每日 1 次，连续治疗 14 天。比较两组患者治疗前后血清高敏 C 反应蛋白（hs - CRP）、白细胞介素 6（IL - 6）、肿瘤坏死因子 α（TNF - α）、可溶性细胞间黏附分子 1（sICAM - 1）、血内皮素 1（ET - 1）的水平，并比较治疗前后两组尿蛋白排泄率（UAER）及血清 β_2 微球蛋白（β_2 - MG）水平。结果：两组治疗前血清 hs - CRP、IL - 6、TNF - α、sICAM - 1 及 ET - 1 水平比较，差异无统计学意义（$P > 0.05$），治疗后两组上述血清学指标均较治疗前下降（$P < 0.01$），且观察组低于对照组（$P < 0.01$）；两组治疗前 UAER、血清 β_2 - MG 水平比较差异无统计学意义（$P > 0.05$），治疗后两组上述肾功能指标均较治疗前下降（$P < 0.01$），且观察组低于对照组（$P < 0.01$） 玛依努·玉苏甫等[2]在《丹参多酚酸盐治疗早期糖尿病肾病的临床价值研究》中，将 118 例 DN 患者为研究对象，采用随机数字表法将患者分为对照组和丹参多酚酸盐组，每组 59 例。对照组给予胰岛素控制血糖、尼莫地平控制血压治疗，丹参多酚酸盐组在对照组治疗的基础上加入丹参多酚酸盐治疗，每次 200mg，静脉滴注，每日 1 次。治疗 14 天后比较两组患者血清炎性因子、肾血管内皮功能及胰岛素抵抗水平。结果治疗后，丹参多酚酸盐组患者血清高敏 C 反应蛋白（hs - CRP）、肿瘤坏死因子 α（TNF - α）、白细胞介素 6（IL - 6）的水平显著低于对照组；内皮微粒、内皮素 1 的水平显著低于对照组；血管扩张反应（FMD）显著高于对照组；胰岛素抵抗指数（HOMA - IRI）显著低于对照组；胰岛素敏感指数（ISI）显著高于对照组

文献方法学质量评价	针对于 RCT 的 Cochrane 风险偏倚评估工具						
	文献	①	②	③	④	⑤	⑥	⑦
	[1]	是	不清楚	不清楚	否	是	不清楚	是
	[2]	是	不清楚	不清楚	否	是	不清楚	不清楚

注：①随机序列产生；②分配隐藏；③对研究者和受试者施盲；④研究结果盲法评价；⑤结果数据的完整性；⑥选择性报告研究结果；⑦其他偏倚来源。每个条目按照是、否、不清楚判定

续表

循证评价证据级别	Ⅱa
推荐等级与意见	B级
参考文献	[1] 章红艳，章兰芳，吴艳华．注射用丹参多酚酸盐在早期糖尿病肾病治疗中的应用．医学综述，2015，(15)：2867-2869. [2] 玛依努·玉苏甫，赵红丽．丹参多酚酸盐治疗早期糖尿病肾病的临床价值研究．医学综述，2015，21(23)：4382-4384.
产品说明书	【功能主治】活血、化瘀、通脉。用于冠心病稳定型心绞痛，分级为Ⅰ、Ⅱ级，心绞痛症状表现为轻、中度，中医辨证为心血瘀阻证者，症见胸痛、胸闷、心悸 【用法用量】静脉滴注。一次200mg，用5%葡萄糖注射液250~500mL溶解后使用，一日1次。疗程2周 【规　　格】每瓶装200mg 【禁忌及注意事项】 1. 禁忌与其他药品混合配伍使用 2. 有出血倾向者慎用 3. 孕妇、哺乳期妇女慎用 4. 目前尚无充分的药物相互作用研究资料 5. 谨慎联合用药，如确需联合使用其他药品时，应谨慎考虑与本品的间隔时间以及药物相互作用等问题 【药物相互作用】暂无 【药学提示】暂无
不良反应文献报道	少数患者发生头晕、头昏、头胀痛。偶有患者在输液中因静滴速度快致轻度头痛；偶尔有血丙氨酸氨基转移酶升高，在停药后消失；有文献报道：患者寒战、四肢冰冷、呼吸困难、口唇发绀；另有文献报道患者发生斑丘疹伴瘙痒 【参考文献】 [1] 朱映雪，李翠红，孙秀珍，等．注射用丹参多酚酸盐临床不良反应观察与分析．中国继续医学教育，2015(21)：181-182. [2] 苏治玉．注射用丹参多酚酸盐致严重不良反应1例．中国医院药学杂志，2015，35(20)：1889-1890. [3] 朱映雪，孙秀珍，李翠红．注射用丹参多酚酸盐不良反应2例．北方药学，2015，12(10)：112-113.

第六章　脑部疾病

1　大株红景天注射液（Dazhu Hongjingtian Zhusheye）用于急性脑梗死的治疗

超药品说明书使用类型	□给药剂量、频率　□适用人群　■适应证　□给药途径　□疗程
超药品说明书适应证	急性脑梗死
超药品说明书使用证据类型	□治疗指南　□临床路径　□专著、教材　■系统评价或 Meta 分析 □专家共识　■随机对照的临床研究　□非随机干预性研究（队列研究，病例对照研究）　□病例报告　□中医名家临证经验
中医辨证证候分型	症见半身不遂，口舌歪斜，舌强言蹇或不语，偏身麻木，头晕目眩、痰多而粘，舌质暗淡，舌苔薄白或白腻，脉弦滑
证据说明	夏柳录[1]在《大株红景天注射液联合奥扎格雷钠治疗急性脑梗死的临床疗效观察》中指出，将135例患有急性脑梗死患者随机分为两组：对照组67例，在常规治疗基础上给予奥扎格雷钠80mg静滴，2/天，共2周；治疗组68例在常规治疗基础上给予大株红景天注射液10mL静滴，1次/天，同时给予奥扎格雷钠80mg静滴，2次/天，共2周。结果发现治疗组在提高临床疗效、降低神经功能缺损、血液流变学、比较均优于对照组 姜晓蕊[2]在《大株红景天注射液联合低分子肝素钙治疗进展性脑卒中的临床研究》，将80例进展性脑卒中患者，随机分为两组：对照组40例，在常规治疗基础上给予低分子肝素钙5000U进行腹部皮下注射，2次/天，共2周；治疗组40例，在常规治疗和给予低分子肝素钙治疗的基础上给予大株红景天注射液10mL静脉滴注，1次/天，共2周。结果发现治疗组神经功能缺损评分明显降低，差异具有统计学意义（$P < 0.05$）；同时治疗组的血液流变学指标也较对照组有明显改善（$P < 0.05$） 陈俊等[2]在《大株红景天注射液治疗急性脑梗死疗效的 Meta 分析》中运用计算机检索 PubMed、Embase、The Cochrane Library（2016 年第 10 期）、CBM、CNKI、维普和万方数据库，检索时限均为从建库至 2016 年 10 月。由 2 位研究者独立进行纳入研究的资料提取和方法学质量评价，然后采用 R3.1.1 软件进行 Meta 分析。Meta 分析结果显示，与常规治疗组相比加用大株红景天注射液后可降低神经功能缺损评分 [$SMD = -0.77$, 95% CI（-1.52, -0.02）]、提高临床疗效的总有效率 [$RR = 0.40$, 95% CI（0.31, 0.51）]；并对高切变率下全血黏度 [$SMD = -1.74$, 95% CI（-2.89, -0.59）]、低切变率下全血黏度 [$SMD = -1.76$, 95% CI（-2.65, -0.87）]、血浆黏度 [$SMD = -1.38$, 95% CI（-2.28, -0.47）]、血纤维蛋白原 [$SMD = -1.13$, 95% CI（-1.90, -0.37）]、血糖 [$SMD = -1.01$, 95% CI（-1.34, -0.69）] 及总胆固醇水平 [$SMD = -1.53$, 95% CI（-2.31, -0.76）] 均有所改善；但三酰甘油

续表

	$[SMD = -2.35,95\%CI(-4.89,0.19)]$ 和低密度脂蛋白水平 $[SMD = -1.42,95\%CI(-2.98,0.14)]$ 两组无明显差异。当前证据表明，与单纯应用常规治疗相比，加用大株红景天注射液更能显著改善急性脑梗死的神经功能临床症状、血糖血脂及血流动力学指标
文献方法学质量评价	针对于 RCT 的 Cochrane 风险偏倚评估工具 文献 　①　　②　　③　　④　　⑤　　⑥　　⑦ [1]　不清楚　不清楚　不清楚　不清楚　不清楚　不清楚　不清楚 [2]　不清楚　不清楚　不清楚　不清楚　不清楚　不清楚　不清楚 注：①随机序列产生；②分配隐藏；③对研究者和受试者施盲；④研究结果盲法评价；⑤结果数据的完整性；⑥选择性报告研究结果；⑦其他偏倚来源。每个条目按照是、否、不清楚判定
循证评价证据级别	Ⅱa
推荐等级与意见	B 级
参考文献	[1] 夏柳录. 大株红景天注射液联合奥扎格雷钠治疗急性脑梗死的临床疗效观察. 西北国防医学杂志, 2012, 33（5）：518–521. [2] 姜晓蕊. 大株红景天注射液联合低分子肝素钙治疗进展性脑卒中的临床研究. 中国实用医药, 2014, 9（27）：191–192. [3] 陈俊, 任昌菊, 胡元会, 等. 大株红景天注射液治疗急性脑梗死疗效的 Meta 分析.（未发表）
产品说明书	【功能主治】活血化瘀。用于治疗冠心病稳定型劳累性心绞痛，中医辨证为心血瘀阻证，症见：胸部刺痛、绞痛，固定不移，痛引肩背及臂内侧，胸闷，心悸不宁，唇舌紫暗，脉细涩
	【用法用量】静脉滴注。一次 10mL，加入 250mL 的 5% 葡萄糖注射液中，一日 1 次。10 天为一疗程
	【规　　　格】每支装①5mL；②10mL
	【禁　　　忌】 1. 医护人员应在用药前仔细询问患者的过敏史，对使用该药品或含有大株红景天制剂曾发生过不良反应的患者、过敏体质的患者（包括对其他药品易产生过敏反应的患者）禁用 2. 妊娠期妇女禁用
	【注意事项】 1. 本品不良反应包括过敏性休克，用药后出现过敏反应或其他严重不良反应须立即停药并及时救治 2. 本品保存不当可能影响产品质量，应避免受冻和高温。用药前和配制后应认真检查本品及滴注液，发现药液出现浑浊、沉淀、变色、结晶等药物性状改变以及瓶身有漏气、裂纹等现象时，均不得使用 3. 严禁混合配伍，谨慎联合用药。本品应单独使用，禁止与其他药品混合配伍使用。如确需联合使用其他药品时，应谨慎考虑与本品的间隔时间及药物相互作用等问题

续表

	4. 老人、哺乳期妇女、肝肾功能异常者、初次使用中药注射剂者应慎重使用，如确需使用，应遵医嘱。特殊人群用药应加强监测 5. 药品与稀释液配药后，应坚持即配即用，不宜长时间放置。静脉滴注时，必须稀释以后使用。严格控制滴注速度和用药剂量。用药过程中，应缓慢滴注，同时密切观察用药反应，特别是开始 30min。发现异常，立即停药，采用积极救治措施，救治患者
	【药学提示】无
不良反应文献报道	大株红景天注射液所致不良反应可造成全身性损害、皮肤及其附件损害等，好发于老年人群 [1] 李雷，王力剑，朱旭，等. 719 例大株红景天注射液不良反应/事件报告分析. 中国药物警戒，2015，12（11）：679 – 682. [2] 魏颖婕. 大株红景天注射液不良反应分析. 中国保健营养，2016，26（16）：278.

2　参麦注射液（Shenmai Zhusheye）用于脑梗死急性期的治疗

超药品说明书使用类型	□给药剂量、频率　□适用人群　■适应证　□给药途径　□疗程
超药品说明书适应证	脑梗死急性期
超药品说明书使用证据类型	□治疗指南　□临床路径　□专著、教材　■系统评价或 Meta 分析　□专家共识　□随机对照的临床研究　□非随机干预性研究（队列研究，病例对照研究）　□病例报告　□中医名家临证经验
中医辨证证候分型	气虚血瘀型：此类患者可见半身不遂，口舌歪斜，言语謇涩或不语，感觉减退或消失，面色㿠白，气短乏力，口角流涎，自汗出，心悸便溏，手足肿胀。舌质黯淡，舌苔白腻或有齿痕，脉沉细、细缓或细弦 阴虚风动型：可见半身不遂，口舌歪斜，言语謇涩或不语，感觉减退或消失，烦躁失眠，眩晕耳鸣，手足心热，咽干口燥，舌红绛或黯红，少苔或无苔，脉细弦或细弦数
证据说明	李可建[1]对参麦注射液治疗缺血性中风急性期 RCT 进行了系统评价，其检索中国生物医学文献光盘数据库、中文期刊网全文数据库、中国优秀博硕士学位论文全文数据库、中国医用信息资源系统（维普）、Medline、Cochrane 图书馆，并手工检索学术交流论文集等，检索截至 2006 年，共纳入 6 项 RCT[2-7]，涉及患者 477 例，Jadad 评分显示所有研究得分均低于 3 分，属低质量文献。Meta 分析结果显示，参麦注射液治疗缺血性中风急性期有效，治疗总有效率及神经功能缺损的改善均优于空白对照，其安全性及长期疗效尚不明确
	其后，马丽虹等[8]对参麦注射液治疗缺血性中风急性期 RCT 进行了再评价，其再次检索上述数据库，检索时间截至 2008 年 12 月，共纳入 9 项研究[3-5,7,9-13]，涉及患者 645 例，Jadad 评分显示所有研究得分均低于 3 分，属低质量文献。结果显示，参麦注射液可改善缺血性中风急性期患者的神经功能缺损状况，且安全性较高

续表

针对于 RCT 的 Cochrane 风险偏倚评估工具						
文献	①	②	③	④	⑤	⑥	⑦
[2]	不清楚	不清楚	不清楚	不清楚	不清楚	不清楚	不清楚
[3]	不清楚	不清楚	不清楚	不清楚	不清楚	不清楚	不清楚
[4]	不清楚	不清楚	不清楚	不清楚	不清楚	不清楚	不清楚
[5]	不清楚	不清楚	不清楚	不清楚	不清楚	不清楚	不清楚
[6]	是	不清楚	不清楚	不清楚	不清楚	不清楚	不清楚
[7]	不清楚	不清楚	不清楚	不清楚	不清楚	不清楚	不清楚
[9]	不清楚	不清楚	不清楚	不清楚	不清楚	不清楚	不清楚
[10]	是	不清楚	不清楚	不清楚	不清楚	不清楚	不清楚
[11]	是	不清楚	不清楚	不清楚	不清楚	不清楚	不清楚
[12]	不清楚	不清楚	不清楚	不清楚	不清楚	不清楚	不清楚
[13]	不清楚	不清楚	不清楚	不清楚	不清楚	不清楚	不清楚

文献方法学质量评价

注：①随机序列产生；②分配隐藏；③对研究者和受试者施盲；④研究结果盲法评价；⑤结果数据的完整性；⑥选择性报告研究结果；⑦其他偏倚来源。每个条目按照是、否、不清楚判定

循证评价证据级别　Ⅰa

推荐等级与意见　B 级

参考文献

[1] 李可建. 参麦注射液治疗缺血性中风急性期随机对照试验的系统评价. 中医药学报, 2006, 34 (4): 4 - 8.

[2] 方纬明. 参麦注射液治疗脑梗塞 63 例疗效观察. 甘肃中医, 2002, 15 (5): 22 - 23.

[3] 王瑜, 邹庆宇. 参麦注射液治疗脑分水岭梗塞的临床观察. 辽宁中医杂志, 2002, 29 (6): 333.

[4] 童蓓丽. 参麦注射液治疗缺血性中风 40 例疗效观察. 江西中医药, 2001, 32 (6): 12.

[5] 徐海波, 周春英. 参麦注射液治疗急性脑梗死 30 例临床观察. 现代中西医结合杂志, 2001, 10 (17): 1629 - 1630.

[6] 孟秀君. 999 参麦注射液治疗中风 78 例. 辽宁中医杂志, 2002, 29 (9): 550.

[7] 陈怀珍, 张宗铭. 参麦注射液合川芎嗪治疗急性脑梗塞 36 例临床观察. 中国中医急症, 1998, 7 (1): 25 - 26.

[8] 马丽虹, 李可建. 参麦注射液治疗缺血性中风急性期随机随机对照试验的 Meta 分析. 辽宁中医杂志, 2010, 37 (11): 2084 - 2086.

[9] 李艳, 王兆领, 廉德花, 等. 参麦联合苦碟子注射液治疗脑梗塞的观察与护理. 齐鲁护理杂志, 2004, 10 (11): 840 - 841.

［10］李敏，韩会芳. 参麦注射液治疗 41 例急性脑梗塞临床观察. 中国社区医师（综合版），2004，6（14）：41.

［11］薛峰. 参麦注射液治疗急性脑梗死 30 例效果观察. 交通医学，2007，21（6）：659 - 660.

［12］李爱红，柯开富. 参麦注射液治疗急性脑梗死 40 例效果观察. 交通医学，2007，21（2）：143 - 144.

［13］唐胜. 参麦注射液治疗脑梗死 47 例临床疗效分析. 现代医药卫生，2007，23（3）：384 - 385.

产品说明书	【功能主治】益气固脱，养阴生津，生脉。用于治疗气阴两虚型之休克、冠心病、病毒性心肌炎、慢性肺心病、粒细胞减少症。能提高肿瘤患者的免疫机能，与化疗药物合用时，有一定的增效作用，并能减少化疗药物所引起的不良反应
	【用法用量】肌内注射：一次 2 ~ 4mL，一日 1 次。静脉滴注：一次 20 ~ 100mL（用 5% 葡萄糖注射液 250 ~ 500mL 稀释后应用）或遵医嘱，其中每瓶装 50mL、每瓶装 100mL 两种规格也可直接滴注
	【规　　格】每支/瓶装①2mL；②5mL；③10mL；④15mL；⑤20mL；⑥50mL；⑦100mL
	【禁　　忌】 1. 对本品或含有红参、麦冬制剂及成份中所列辅料过敏或有严重不良反应病史者禁用 2. 新生儿、婴幼儿禁用 3. 孕妇、哺乳期妇女禁用 4. 对药物有家族过敏史或过敏史者、过敏体质者禁用
	【注意事项】 1. 本品不良反应包括过敏性休克，应在有抢救条件的医疗机构使用，使用者应接受过过敏性休克抢救培训，用药后出现过敏反应或其他严重不良反应须立即停药并及时救治 2. 严格按照药品说明书规定的功能主治使用，禁止超功能主治用药。阴盛阳衰者不宜使用 3. 严格掌握用法用量。按照药品说明书推荐剂量使用药品。不得超剂量、过快滴注和长期连续用药 4. 本品保存不当可能影响药品质量；用药前和配制后及使用过程中应认真检查本品及滴注液，发现药液出现浑浊、沉淀、变色、结晶等药物性状改变以及瓶身有漏气、裂纹等现象时，均不得使用 5. 严禁混合配伍，谨慎联合用药。本品应单独使用，禁忌与其他药品混合配伍使用。如确需要联合使用其他药品时，应谨慎考虑与本品的间隔时间以及药物相互作用等问题。应以适量稀释液对输液管道进行冲洗，避免参麦注射液与其他药液在管道内混合的风险 6. 用药前应仔细询问患者情况、用药史和过敏史。心脏严重疾患者、肝肾功能异常患者、老人、儿童等特殊人群以及初次使用本品的患者应慎重使用。如确需使用，应加强临床用药监护 7. 本品不宜与藜芦、五灵脂及其制剂配伍使用

续表

8. 本品不能与甘油果糖注射液、青霉素类高敏类药物联合使用
9. 2mL／支、5mL／支、10mL／支、15mL／支、20mL／支规格：静脉滴注需稀释以后使用，现配现用。首次用药，宜选用小剂量，慢速滴注。禁止静脉推注的给药方法；50ml/瓶和100ml/瓶规格：静脉滴注建议稀释以后使用，现配现用。首次用药，宜选用小剂量，慢速滴注。禁止静脉推注的给药方法
10. 加强用药监护。用药过程中，应密切观察用药反应，特别是开始30分钟，发现异常，立即停药，采用积极救治措施，救治患者

【药物相互作用】
1. 根据中药配伍禁忌"十八反""十九畏"，藜芦反人参、人参畏五灵脂，所以本品不能与藜芦、五灵脂配伍使用
2. 本品不能与甘油果糖、甘露醇、葡萄糖氯化钠、山梨醇、维生素 C、右旋糖酐 40 及抗菌药青霉素类、舒巴坦、氨苄西林、氯唑西林、呋布西林、氨氯西林、磺苄西林、阿洛西林、美洛西林、萘夫西林、阿米卡星、阿莫西林、氟氯西林、苯唑西林、哌拉西林、羧苄西林、替卡西林、阿奇霉素、氨曲南、比阿培南、拉氧头孢、氟氧头孢、头孢匹罗、头孢匹胺、头孢唑林、头孢孟多、头孢呋辛、头孢硫脒、头孢米诺、头孢尼西、头孢噻利、头孢噻肟、头孢噻吩、头孢他啶、头孢西丁、头孢唑肟、头孢吡肟、头孢替安、头孢地嗪、头孢甲肟、头孢拉定、头孢美唑、头孢哌酮、头孢曲松、头孢替唑、头孢西酮、四环素、替加环素、多西环素、利奈唑胺、替考拉宁、万古霉素、美罗培南、亚胺培南、帕尼培南、厄他培南、红霉素、氯霉素、链霉素、磷霉素、大观霉素、庆大霉素、核糖霉素、妥布霉素、甲砜霉素、吉他霉素、达托霉素、卡那霉素、克林霉素、林可霉素、平阳霉素、奈替米星、小诺米星、西索米星、异帕米星、依替米星、多黏菌素 B、多黏菌素 E、二性霉素 B、夫西地酸、卡泊芬净，芬太尼、舒芬太尼、抗坏血酸、博来霉素、博安霉素、倍他司汀、丝裂霉素等配伍使用
3. 本品与环丙沙星是否可配尚不明确

【药学提示】无

不良反应文献报道

Zhang 等检索 CNKI、VIP、CBM 中有关参麦注射液不良反应的临床研究和不良反应报告，在 1828 项参麦注射液的临床研究中，146 项研究（7.99%）提及了 576 例不良反应；181 个不良反应报告提及 246 例不良反应。大多不良反应发生于 40～69 岁患者。在不良反应报告中提及的246 例不良反应中 36 例（14.63%）患者有过敏史。出现不良反应的患者主要为心衰和冠状动脉性心脏病患者。不良反应的类型为过敏性休克、荨麻疹、瘙痒、局部疼痛、头痛、眩晕、口干、疲劳、发热等，大多不良反应症状较为轻微。因配伍禁忌或溶媒问题而产生的不良反应有 68 例。在出现不良反应的病例中，最常使用的给药剂量为 40～60mL。215 例（80.90%）不良反应发生在初次治疗注射给药后 30min 内
【参考文献】
[1] Zhang L, Hu J, Xiao L, etal. Adverse drug reactions of Shenmai injection: a systematic review. J Evidence-based Med, 2010, 3 (3): 177-182.

3　舒眠胶囊（Shumian Jiaonang）用于失眠症的治疗

超药品说明书使用类型	■给药剂量、频率　□适用人群　□适应证　□给药途径　□疗程
超药品说明书给药剂量、频率	3.2g/天，每日 2 次，每次 1.2g，午餐后和晚饭后服用； 3.6g/天，3 粒/次，3 次/天
超药品说明书使用证据类型	□治疗指南　□临床路径　□专著、教材　□系统评价或 Meta 分析 □专家共识　■随机对照的临床研究　□非随机干预性研究（队列研究，病例对照研究）　□病例报告　□中医名家临证经验
中医辨证证候分型	肝郁伤神：症见失眠多梦，精神抑郁或急躁易怒，胸胁苦满或胸膈不畅，口苦目眩，舌边尖略红，苔白或微黄，脉弦
证据说明	骆泽宇[1]在《舒眠胶囊治疗失眠症 33 例》中选取 66 例门诊患者，随机分为两组。治疗组口服舒眠胶囊 3.2g/天；对照组口服阿普唑仑 0.4mg/天，均连服 7 天。本研究显示总有效率舒眠胶囊组为 87.87%，阿普唑仑组为 93.94%，两组比较无显著性差异（$P < 0.05$）；两组匹兹堡睡眠质量指数（PSQI）评分治疗前后比较均有非常显著性差异（$P < 0.01$），组间比较则无显著性差异（$P > 0.05$）；舒眠胶囊组的不良反应量表（TESS）评分明显低于阿普唑仑组（$P < 0.01$）。表明舒眠胶囊治疗失眠症有较好的疗效，疗效接近阿普唑仑，但不良反应较少 墙月科[2]选取原发性失眠患者 100 例，随机分为研究组和对照组各 50 例。研究组患者给予舒眠胶囊 3.2g、联合米氮平 30mg 治疗，每日 2 次，服药时间在午餐与晚餐后。对照组患者给予阿普唑仑 0.4mg 治疗，每日 1 次，晚餐后口服。两组患者均连续治疗 1 周，比较两组患者的临床治疗效果。结果：治疗前两组患者 PSQI 评分比较差异无统计学意义（$P > 0.05$），治疗后均较治疗前下降，组内比较差异具有统计学意义（$P < 0.05$），治疗后研究组 PSQI 评分明显低于对照组，组间比较差异具有统计学意义（$P < 0.05$）。研究组治疗总有效率为 98.0%，高于对照组的 90.0%，差异具有统计学意义（$P < 0.05$）。研究组不良反应发生率为 8.0%，低于对照组的 30.0%，差异具有统计学意义 李静[3]选取 2014 年 3 月至 2015 年 3 月收治的抑郁症睡眠障碍患者 94 例。对照组给予地西泮治疗，2 片/次，1 次/天，睡前口服。观察组给予舍曲林联合舒眠胶囊治疗，舍曲林胶囊的初始计量为 50mg/天，2 周内加至 100mg/天，1 次/天，晨起口服；舒眠胶囊 3 粒/次，3 次/天，口服。2 组均连续治疗 1 个月后，比较治疗效果。结果：治疗后观察组 HAMD、PSQI、SERS、中医证候积分的评分明显低于对照组，说明舍曲林和舒眠胶囊联合治疗抑郁症合并睡眠障碍能有效减轻患者抑郁程度，提升睡眠质量，降低不良反应，改善临床症状

续表

文献方法学质量评价	针对于 RCT 的 Cochrane 风险偏倚评估工具						
	文献	①	②	③	④	⑤	⑥	⑦
	[1]	不清楚	不清楚	不清楚	不清楚	不清楚	不清楚	不清楚
	[2]	不清楚	不清楚	不清楚	不清楚	不清楚	不清楚	不清楚
	[3]	不清楚	不清楚	不清楚	不清楚	不清楚	不清楚	不清楚
	注：①随机序列产生；②分配隐藏；③对研究者和受试者施盲；④研究结果盲法评价；⑤结果数据的完整性；⑥选择性报告研究结果；⑦其他偏倚来源。每个条目按照是、否、不清楚判定						

循证评价证据级别	Ⅱa
推荐等级与意见	B 级
参考文献	[1] 骆泽宇. 舒眠胶囊治疗失眠症 33 例. 中国药业, 2009, 18 (4)：57 - 58. [2] 墙月科. 舒眠胶囊联合米氮平治疗原发性失眠疗效观察. 亚太传统医药, 2015 (15)：116 - 117. [3] 李静. 舍曲林联合舒眠胶囊治疗抑郁症睡眠障碍的疗效和安全性. 中西医结合研究, 2016 (2)：86 - 87, 89.
产品说明书	【功能主治】疏肝解郁，宁心安神，用于肝郁伤神所致的失眠症。症见：失眠多梦，精神抑郁或急躁易怒，胸胁苦满或胸膈不畅，口苦目眩，舌边尖略红，苔白或微黄，脉弦
	【用法用量】口服，一次 3 粒，一日 2 次，晚饭后临睡前服用
	【规　　格】每粒 0.4g
	【禁忌及注意事项】尚不明确
	【药物相互作用】无
	【药学提示】无
不良反应文献报道	少数人服药后出现胃部不适

4 稳心颗粒（Wenxin Keli）用于失眠症的治疗

超药品说明书使用类型	□给药剂量、频率　□适用人群　■适应证　□给药途径　□疗程
超药品说明书适应证	失眠症
超药品说明书使用证据类型	□治疗指南　□临床路径　□专著、教材　□系统评价或 Meta 分析 □专家共识　■随机对照的临床研究　□非随机干预性研究（队列研究，病例对照研究）　■病例报告　□中医名家临证经验
中医辨证证候分型	气阴两虚型：此类患者可表现为神疲乏力，心悸，汗出气短，干咳无痰，纳呆，口干咽痛，头晕目眩，午后潮热，手足心热，腰酸耳鸣，尿少便结。舌红绛，苔少，脉细数无力

续表

证据说明	丁旸[1]在《步长稳心颗粒治疗失眠症50例临床观察》中指出，将90例失眠症患者随机分为两组，治疗组给予稳心颗粒，每次9g（1袋），每日3次，开水冲服；对照组服用甜梦口服液（山东荣昌制药公司生产）每次10mL（1支），每日3次，口服，4周为1个疗程。结果发现：治疗组睡眠总有效率及症状改善均明显优于对照组
	王倩等[2]在《稳心颗粒治疗气阴两虚型失眠199例临床观察》中指出，将302例气阴两虚型失眠患者随机分为治疗组（199例）和对照组（103例）。治疗组给予稳心颗粒，每次5g，每日3次；对照组给予七叶神安片，每次100mg，每日3次。两组均治疗4周后观察临床疗效，结果发现：治疗组患者在睡眠效率、临床疗效、中医症状改善等方面优于对照组
	张大炜等[3]在《稳心颗粒对气阴两虚型失眠患者睡眠质量指数的影响》中指出，本观察共纳入失眠患者200例，脱失1例，实际完成有效病例199例。稳心颗粒5g（1袋）/次，3次/天，4周为1个疗程。结果稳心颗粒治疗199例气阴两虚型失眠患者的总有效率为91.46%，中医证候积分明显下降，PSOI较治疗前明显改善，提示辨证应用稳心颗粒治疗失眠可更好的改善患者的临床症状，缩短入睡时间，延长睡眠时间，提高睡眠质量

文献方法学质量评价	针对于RCT的Cochrane风险偏倚评估工具						
	文献	①	②	③	④	⑤	⑥	⑦
	[1]	不清楚	不清楚	不清楚	不清楚	是	不清楚	不清楚
	[2]	是	不清楚	不清楚	不清楚	是	不清楚	不清楚
	注：①随机序列产生；②分配隐藏；③对研究者和受试者施盲；④研究结果盲法评价；⑤结果数据的完整性；⑥选择性报告研究结果；⑦其他偏倚来源。每个条目按照是、否、不清楚判定							

循证评价证据级别	Ⅱa
推荐等级与意见	B级

参考文献	[1] 丁旸. 步长稳心颗粒治疗失眠症50例临床观察. 河北医药, 2005, 27（2）：128. [2] 王倩, 谢晶, 韩垚. 稳心颗粒治疗气阴两虚型失眠199例临床观察. 中医杂志, 2012, 53（24）：2115-2117. [3] 张大炜, 王倩, 谢晶. 稳心颗粒对气阴两虚型失眠患者睡眠质量指数的影响. 国际中医中药杂志, 2012, 34（12）：1110-1111.

产品说明书	【功能主治】益气养阴，活血化瘀。用于气阴两虚，心脉瘀阻所致的心悸不宁，气短乏力，胸闷胸痛；室性早搏、房性早搏见上述证候者
	【用法用量】开水冲服。一次1袋，一日3次或遵医嘱
	【规　　格】每袋装9g；每袋装5g（无糖型）

续表

	【禁忌及注意事项】 1. 缓慢性心律失常禁用 2. 孕妇慎用 3. 用前请将药液充分搅匀，勿将杯底药粉丢弃 【药物相互作用】无 【药学提示】无
不良反应文献报道	说明书表述：偶见轻度头晕、恶心，一般不影响用药 文献报道：稳心颗粒治疗心律失常的不良反应类型多为头晕、恶心、口干、腹胀 【参考文献】 [1] 何颖，刘莹，邹爱英. 稳心颗粒治疗心律失常的 Meta 分析. 中草药，2014，45 (15)：2277 - 2282. [2] 孙雷焕，盛莹，张超. 稳心颗粒治疗室性早搏疗效及安全性荟萃分析. 中西医结合心脑血管病杂志，2013，11 (1)：30 - 33. [3] 史华，胡发明. 稳心颗粒治疗心律失常的有效性与安全性评价. 中国医院用药评价与分析，2012，12 (12)：1063 - 1065.

5　注射用丹参多酚酸盐（Zhusheyong Danshenduofensuanyan）用于急性脑梗死的治疗

超药品说明书使用类型	□给药剂量、频率　□适用人群　■适应证　□给药途径　□疗程
超药品说明书适应证	急性脑梗死
超药品说明书使用证据类型	□治疗指南　□临床路径　□专著、教材　■系统评价或 Meta 分析 □专家共识　□随机对照的临床研究　□非随机干预性研究（队列研究，病例对照研究）　□病例报告　□中医名家临证经验
中医辨证证候分型	风痰阻络证：半身不遂，口舌歪斜，言语謇涩或不语，感觉减退或消失，发病突然，头晕目眩，痰多而黏，苔白腻，舌质淡，脉弦滑 【参考文献】 [1] 中国中医科学院编. 中医循证临床实践指南中医内科. 北京：中国中医药出版社，2011. [2] 王成伟. 成都地区缺血性脑卒中急性期患者中医证候规律分析——1341 例横断面调查. 中医杂志，2015，56 (12)：1038.
证据说明	对注射用丹参多酚酸盐治疗急性缺血性脑卒中随机对照试验做了 Meta 分析，评价其疗效和安全性[1]。共纳入 19 篇随机对照研究，2383 名患者。结果显示：注射用丹参多酚酸盐组 + 基础治疗组，总有效率高于基础治疗组 $[RR = 1.23$，$95\% CI$ $(1.17, 1.29)$，$P < 0.01]$，神经功能缺损 HINSS 评分低于基础治疗组 $[MD = -2.42$，$95\% CI$ $(-2.86, -1.98)$，$P < 0.01]$，日常生活能力 Barthel 指数高于基础治疗组 $[MD = 7.68$，$95\% CI$ $(5.15, 10.21)$，$P < 0.01]$ 及 C - 反应蛋白（CRP）低于基础治疗组 $[MD = -2.14$，$95\% CI$ $(-2.63, -1.65)$，$P < 0.01]$。不良反应极少发生，未见明显毒副作用

续表

文献方法学质量评价	针对于系统评价的方法学质量评价工具 – AMSTAR 量表
	文献　①　②　③　④　⑤　⑥　⑦　⑧　⑨　⑩　⑪
	［1］　否　是　否　否　不适当　是　是　是　是　否　是
	注：①是否提供了前期设计方案；②纳入研究的选择和数据提取是否具有可重复性；③是否实施广泛全面的文献检索；④发表情况是否已考虑在纳入标准中，如灰色文献；⑤是否提供了纳入和排除的研究文献清单；⑥是否描述纳入研究的特征；⑦是否评价和报道纳入研究的科学；⑧纳入研究的科学性是否恰当地运用在结论的推导上；⑨合成纳入研究结果的方法是否恰当；⑩是否评估了发表偏倚的可能性；⑪是否说明相关利益冲突。每个条目按照是、否、不清楚、不适当判定
循证评价证据级别	Ia
推荐等级与意见	A 级
参考文献	［1］曾明. 丹参多酚酸对急性脑卒中患者运动和认知功能的影响的系统性评价. 中国循证心血管医学杂志, 2016, 8 (11): 1298 – 1304.
产品说明书	【功能主治】活血、化瘀、通脉. 用于冠心病稳定型心绞痛，分级为Ⅰ、Ⅱ级，心绞痛症状表现为轻、中度，中医辨证为心血瘀阻证者，症见胸痛、胸闷、心悸
	【用法用量】静脉滴注，一次 200mg，用 5% 葡萄糖注射液或生理盐水 250 ~ 500mL 溶解后使用，一日 1 次，疗程 2 周
	【规格】每瓶装 50mg（含丹参乙酸镁 40mg）；每瓶装 100mg（含丹参乙酸镁 80mg）；每瓶装 200mg（含丹参乙酸镁 160mg）
	【不良反应】 1. 少数患者发生头晕、头昏、头胀痛 2. 偶有患者在输液中因静滴速度快致轻度头痛 3. 偶尔有血谷丙转氨酶升高，在停药后消失
	【禁忌及注意事项】 1. 有出血倾向者慎用 2. 孕妇、哺乳期妇女慎用
	【药物相互作用】 目前尚无充分的药物相互作用研究资料； 与下列药物联合用药会影响制剂配伍的稳定性，与维生素 C 注射液、黄芪注射液、单硝酸异山梨酯注射液、盐酸川芎嗪注射液、地塞米松磷酸钠注射液等配伍，pH 超出质量标准；与马来酸桂哌齐特注射液、门冬氨酸钾镁注射液、盐酸昂丹司琼、盐酸普罗帕酮注射液、盐酸左氧氟沙星注射液、注射用兰索拉唑、注射用泮托拉唑钠等配伍，外观有颜色变化或出现浑浊；与香丹注射液配伍含量在 1h 后下降 ［1］任贤. 注射用丹参多酚酸盐与 21 种临床常用药品配伍稳定性研究. 中国药业, 2012, 21 (2): 22.

续表

[2] 张红柳. 注射用丹参多酚酸盐与马来酸桂哌齐特注射液存在配伍禁忌. 华北国防医药, 2010, 22 (4): 138.

[3] 罗利雄. 注射用丹参多酚酸盐与门冬氨酸钾镁注射液存在配伍禁忌. 西南国防医药, 2011, 21 (12): 1362.

[4] 李玉真. 注射用丹参多酚酸盐与盐酸昂丹司琼存在配伍禁忌. 临床合理用药杂志, 2012, 5 (1): 64.

[5] 许金花. 注射用丹参多酚酸盐与盐酸普罗帕酮注射液存在配伍禁忌. 解放军护理杂志, 2011, 28 (6): 8.

[6] 张立宁, 李志敏. 注射用丹参多酚酸盐与盐酸左氧氟沙星注射液存在配伍禁忌. 中国误诊学杂志, 2011, 11 (22): 5316 – 5316.

[7] 路中先, 仲月霞, 班菲, 等. 注射用泮托拉唑钠与注射用丹参多酚酸盐存在配伍禁忌. 齐鲁护理杂志, 2011, 17 (12): 20.

[8] 陈影. 注射用丹参多酚酸盐与注射用兰索拉唑存在配伍禁忌. 中国误诊学杂志, 2011, 11 (15): 3728.

【药学提示】临床运用时应避免与上述制剂配伍使用

| 不良反应文献报道 | 注射用丹参多酚酸盐对缺血性脑卒中患者的生命体征和肝、肾功能影响甚小, 该药物在临床应用中比较安全 |

【参考文献】

[1] 孙莉. 注射用丹参多酚酸对缺血性脑卒中患者的安全性评价. 襄阳职业技术学院学报, 2013, 12 (6): 18.

第七章　内分泌疾病

1　黄芪注射液（Huangqi Zhusheye）用于 2 型糖尿病的治疗

超药品说明书使用类型	□给药剂量、频率　□适用人群　■适应证　□给药途径　□疗程
超药品说明书适应证	2 型糖尿病
超药品说明书使用证据类型	□治疗指南　□临床路径　□专著、教材　■系统评价或 Meta 分析 □专家共识　□随机对照的临床研究　□非随机干预性研究（队列研究，病例对照研究）　□病例报告　□中医名家临证经验
中医辨证证候分型	气阴两虚型：此类患者三多症状明显，倦怠乏力，心慌气短，头晕耳鸣，失眠多梦或心悸健忘，自汗盗汗，五心烦热，或骨蒸潮热，形体消瘦，唇红咽干，尿频色黄，大便干。舌苔薄白或少苔，舌质红少津，脉沉细或细数 瘀血内阻型：多为糖尿病经治疗三消不减，形体日渐消瘦，出现合并心脑血管及神经病变者。三多症状轻重不一，伴胸闷胸痛、刺痛，或上下肢疼痛，或肢体麻木，半身不遂，面有瘀斑，月经血块多色紫。舌紫暗或淡暗，有瘀点、瘀斑，舌下静脉怒张，脉来细涩
证据说明	李可建[1]等对黄芪注射液治疗 2 型糖尿病随机对照试验进行了系统评价，其检索中国生物医学文献数据库、清华同方系列数据库、中国医用信息资源系统、PubMed、Cochrane 系统评价资料库及 Cochrane 对照试验注册资料库中有关黄芪注射液治疗 2 型糖尿病的临床文献，检索时间截至 2007 年 11 月，共纳入 4 项研究[2-5]，涉及患者 511 例，Jadad 评分均为 1 分，属低质量文献。Meta 分析结果显示，单用黄芪注射液治疗 2 型糖尿病有效，且疗效优于与葛根素合用

文献方法学质量评价	针对于 RCT 的 Cochrane 风险偏倚评估工具						
	文献	①	②	③	④	⑤	⑥	⑦
	[2]	不清楚	否	否	否	不清楚	不清楚	不清楚
	[3]	不清楚	否	否	否	不清楚	不清楚	不清楚
	[4]	不清楚	否	否	否	不清楚	不清楚	不清楚
	[5]	不清楚	否	否	否	不清楚	不清楚	不清楚

注：①随机序列产生；②分配隐藏；③对研究者和受试者施盲；④研究结果盲法评价；⑤结果数据的完整性；⑥选择性报告研究结果；⑦其他偏倚来源。每个条目按照是、否、不清楚判定

循证评价证据级别	Ⅰa
推荐等级与意见	B 级

续表

参考文献	[1] 李可建，马丽虹，李冬梅．黄芪注射液治疗 2 型糖尿病随机对照试验的系统评价．辽宁中医杂志，2008，35（12）：1798-1800. [2] 尹翠梅，郭俊杰，刘亚丽，等．黄芪并葛根注射液治疗 Ⅱ 型糖尿病临床观察．中国糖尿病杂志，1998，6（3）：131-137. [3] 王正英，张黔丽．黄芪注射液配合西药治疗 2 型糖尿病胰岛素抵抗 60 例．陕西中医，2006，27（12）：1535-1537. [4] 王成银，王文英．黄芪注射液穴位注射治疗 Ⅱ 型糖尿病 30 例临床观察．中国中医药科技，2002，9（3）：172-173. [5] 李战平，孙敏．中西医结合治疗新发 2 型糖尿病 84 例．中国民间疗法，2004，12（7）：6.
产品说明书	【功能主治】益气养元，扶正祛邪，养心通脉，健脾利湿。用于心气虚损、血脉瘀阻之病毒性心肌炎、心功能不全及脾虚湿困之肝炎 【用法用量】肌内注射，一次 2～4mL，一日 1～2 次。静脉滴注，一次10～20mL，一日 1 次，或遵医嘱。临用前，用 5% 葡萄糖注射液 250～500mL 稀释后滴注 【规　　格】每支装 2mL（相当于原药材 4g）；10mL（相当于原药材 20g）；20mL（相当于原药材 40g） 【禁忌及注意事项】 1. 对本品或含有黄芪制剂有过敏或严重不良反应病史者禁用 2. 过敏体质者慎用 3. 孕妇及婴儿禁用 4. 本品为温养之品，有热象者，表实邪盛、气滞湿阻、食积内停、阴虚阳亢、痈疽初起或溃后热毒尚盛等证以及"心肝热盛，脾胃湿热"者禁用 5. 本品不良反应包括过敏性休克，应在有抢救条件的医疗机构使用，用药后出现过敏反应或其他严重不良反应须立即停药并及时救治 6. 严格按照药品说明书规定的功能主治使用，禁止超功能主治用药 7. 严格掌握用法用量，按照药品说明书推荐剂量使用药品，不可超剂量和长期连续用药 8. 用药前应仔细询问患者用药史和过敏史，过敏体质者慎用；各种低血压患者慎用；患呼吸系统疾病者慎用 9. 用药前应认真检查药品以及配制后的滴注液，发现药液出现浑浊、沉淀、变色、结晶等药物性状改变以及瓶身细微破裂者，均不得使用 10. 药品与稀释液配药后，应坚持即配即用，不宜长时间放置 11. 严禁混合配伍，谨慎联合用药。中药注射液应单独使用，禁忌与其他药品混合配伍使用。谨慎联合用药，如确需要联合使用其他药品时，应谨慎考虑与中药注射剂的间隔时间以及药物相互作用等问题 12. 目前尚无儿童及哺乳期妇女应用本品的系统研究资料，1 岁以上儿童及哺乳期妇女应慎重使用 13. 对老人、肾功能异常患者等特殊人群和初次使用中药注射剂的患者应慎重使用，加强监测。对长期使用的在每疗程间要有一定的时间间隔

续表

	14. 监测数据提示，有与本品有关的肝功能异常个案病例报告，建议在临床使用过程中加强肝功能监测
	15. 加强用药监护。用药过程中应缓慢滴注，同时密切观察用药反应，特别是开始 30 分钟，如发现异常，应立即停药，采取积极措施救治患者
	16. 本品与氯霉素存在配伍禁忌。本品不能与青霉素类高敏类药物、头孢类合并使用，禁止与抗菌药物联合使用
	17. 静脉滴注时，必须稀释以后使用。严格控制滴注速度和用药剂量，建议滴速小于 40 滴/分，一般控制在 15～30 滴/分。根据患者年龄、病性、体征等从低剂量开始，缓慢滴入。首次用药，宜选用小剂量，慢速滴注
	18. 输液时可选用 0.9% 氯化钠注射液（pH 值接近）配伍使用，且应现配现用。用药前仔细询问患者有无过敏史
	19. 禁止使用静脉推注的方法给药
	20. 建议 1 个疗程不宜大于 2 周，坚持中病即止，防止长期用药。对长期使用的在每疗程要有一定的时间间隔
	【药物相互作用】 1. 本品不宜与丹参成方、灯盏细辛成方、香丹成方、氯霉素、庆大霉素、青霉素类、三七总皂苷、地布酸钠等配伍使用 2. 黄芪可促进纤维蛋白溶解、抑制血栓素 A_2 合成、升高前列腺素 I_2 浓度，与抗凝血药（阿那格雷、比伐卢丁、瑞替普酶、重组水蛭素、替罗非班、依替非巴肽等）合用，发生出血的危险增加。两者应在密切监控出血增加的症状和体征下合用
	【药学提示】无
不良反应文献报道	黄芪注射液的主要不良反应涉及全身反应（过敏性休克、发热）、呼吸系统（呼吸困难、咳嗽等）、皮肤损害（皮疹、瘙痒、皮肤潮红、皮肤绿染）、循环系统（心慌、胸闷、心功能衰竭、房颤、传导阻滞、紫绀、血压异常等）、消化系统（恶心、呕吐、腹泻、便秘、腹胀、腹痛、黄疸、转氨酶升高等）、神经系统（头痛、头晕、烦躁、抽搐、视物不清等）、泌尿系统（尿频、尿常规异常、肌酐升高、肾区叩痛等）及其他（血液系统疾病、腰腹痛、甲状腺肿大、肢体肿痛、输液反应、乏力、失眠、用药局部疼痛、硬结、潮红、静脉炎等）。临床研究文献中黄芪注射液的不良反应以轻型（Ⅲ～Ⅳ级占 95.09%）为多见，患者可耐受，不需停药，或经停药、对症处理后缓解或消失；ADR 报告中提及的 ADR/AE 较为严重（Ⅰ～Ⅱ级占 58.04%），临床应用应严密观察 【参考文献】 [1] 王月，郭利平，商洪才，等. 560 例黄芪注射液不良反应/事件文献分析. 中医杂志，2011，52（9）：779-783.

2　金水宝胶囊（Jinshuibao Jiaonang）用于甲状腺疾病的治疗

超药品说明书使用类型	□给药剂量、频率　□适用人群　■适应证　□给药途径　□疗程
超药品说明书用法	治疗甲状腺疾病

超药品说明书使用证据类型	☐治疗指南　☐临床路径　☐专著、教材　☐系统评价或 Meta 分析 ☐专家共识　■随机对照的临床研究　☐非随机干预性研究（队列研究，病例对照研究）　☐病例报告　☐中医名家临证经验
中医辨证证候分型	多属"虚劳""虚损"范畴。肝郁不疏，脾失健运，脏腑功能失调，经络阻滞，导致气滞、痰凝、血瘀等病理变化，病理产物结于颈靥，日久成瘿
证据说明	曾慧妍等[1] 在《金水宝胶囊对桥本氏甲状腺炎自身抗体的影响及量效关系》中指出，将 127 例患桥本甲状腺炎的患者，随机分为 4 组，对照组 25 例，西维尔组 33 例，低剂量金水宝 + 西维尔组（中药低剂量组）38 例，高剂量金水宝 + 西维尔组（中药高剂量组）31 例。各治疗组均给予口服西维尔 $100\mu g$，2 次/天。中药低剂量组在服用西维尔基础上再给予金水宝胶囊口服治疗，3 粒/次，3 次/天；中药高剂量组在服用西维尔基础上再给予金水宝胶囊口服治疗，6 粒/次，3 次/天；对照组无需服药。连续服药 24 周，所有受试者均给予低碘饮食，未服用其他免疫抑制剂或免疫调节剂，并按照其甲状腺功能情况给予相应的调整甲状腺功能的治疗。观察各组甲状腺功能 [血清游离三碘甲状腺原氨酸（FT_3）、游离甲状腺素（FT_4）、促甲状腺素（TSH）] 及血清抗甲状腺过氧化物酶抗体(anti-TPOAb)、抗甲状腺球蛋白抗体（anti-TGAb）水平的变化。结果发现：西维尔及金水宝均有一定程度降低甲状腺自身抗体的作用，金水宝联合西维尔的疗效优于单用西维尔；金水宝对甲状腺自身抗体的影响存在明显的量效关系 谭丽玲[2] 在《金水宝胶囊对桥本氏甲状腺炎过氧化物酶抗体免疫调节的疗效观察》中指出，将 47 例桥本氏甲状腺炎患者随机分为两组，治疗组 26 例，对照组 21 例。对照组仅予低碘饮食的生活方式干预，治疗组在此基础上联用金水宝胶囊，每次 3 例，每天 3 次口服。每 2 个月随访 1 次，连续观察 6 个月。采用化学发光法检查治疗前后血清游离三碘、甲状腺原氨酸（FT_3）、游离甲状腺素（FT_4）、促甲状腺素（TSH）、甲状腺过氧化物酶抗体（TPO-Ab）、甲状腺球蛋白抗体（TGAb），并与对照组比较。结果发现：金水宝胶囊治疗桥本甲状腺炎，能明显降低 TGAb、TPO-Ab 滴度，改善自身免疫反应 刘玉琼[3] 在《金水宝胶囊在亚急性甲状腺炎治疗中的应用研究》中指出，将 80 例亚急性甲状腺炎患者随机分为两组，中药治疗组 40 例和西药对照组 40 例。中药治疗组给予金水胶囊治疗，3 次/天，4 片/次，8 周。西药治疗组给予口服芬必得 30mg/次，2 次/天，疗程均为 8 周。两组在随访治疗甲状腺功能减退患者与左甲状腺素钠 $12.5 \sim 37.5\mu g$/天治疗。比较两组症状体征改善时间、疗效、疗程、安全、甲减发生率和复发率。结果发现：金水宝胶囊对亚急性甲状腺炎的短疗程治疗，甲状腺功能减退的发生率和复发率低，无明显不良反应

续表

	针对于 RCT 的 Cochrane 风险偏倚评估工具						
文献方法学质量评价	文献	①	②	③	④	⑤	⑥	⑦
	［1］ 不清楚 不清楚 不清楚 不清楚 不清楚 不清楚 不清楚						
	［2］ 不清楚 不清楚 不清楚 不清楚 不清楚 不清楚 不清楚						
	［3］ 不清楚 不清楚 不清楚 不清楚 不清楚 不清楚 不清楚						
	注：①随机序列产生；②分配隐藏；③对研究者和受试者施盲；④研究结果盲法评价；⑤结果数据的完整性；⑥选择性报告研究结果；⑦其他偏倚来源。每个条目按照是、否、不清楚判定						
循证评价证据级别	Ⅱa						
推荐等级与意见	B 级						
参考文献	［1］曾慧妍，赵玲，王璟霖，等 . 金水宝胶囊对桥本氏甲状腺炎自身抗体的影响及量效关系 . 广州中医药大学学报，2014，31（3）：357 - 360. ［2］谭丽玲 . 金水宝胶囊对桥本氏甲状腺炎过氧化物酶抗体免疫调节的疗效观察 . 海南医学院学报，2012，18（6）：777 - 778. ［3］刘玉琼 . 金水宝胶囊在亚急性甲状腺炎治疗中的应用研究 . 医学信息，2014，12（27）：188 - 189.						
产品说明书	【功能主治】补益肺肾，秘精益气。用于肺肾两虚，精气不足，久咳虚喘，神疲乏力，不寐健忘，腰膝酸软，月经不调，阳痿早泄；慢性支气管炎、慢性肾功能不全、高脂血症、肝硬化见上述证候者						
	【用法用量】口服。一次 3 粒，一日 3 次；用于慢性肾功能不全者，一次 6 粒，一日 3 次						
	【规　　格】每粒装 0.33g						
	【禁忌及注意事项】 1. 忌不易消化食物 2. 感冒发热患者不宜服用 3. 有高血压、心脏病、肝病、糖尿病、肾病等慢性病严重者应在医师指导下服用 4. 儿童、孕妇、哺乳期妇女应在医师指导下服用 5. 服药四周症状无缓解，应去医院就诊 6. 对本品过敏者禁用，过敏体质者慎用 7. 本品性状发生改变时禁止使用 8. 儿童必须在成人监护下使用 9. 请将本品放在儿童不能接触的地方 10. 如正在使用其他药品，使用本品前请咨询医师或药师						
	【药物相互作用】如与其他药物同时使用可能会发生药物相互作用，详情请咨询医师或药师						
	【药学提示】无						

不良反应文献报道	服用金水宝胶囊后出现皮疹、瘙痒的不良反应 【参考文献】 [1] 谷舜意，黄怡，李常飞. 口服金水宝胶囊致不良反应 1 例. 海峡药学，2011，23（1）：151 – 152.

3　平消胶囊（Pingxiao Jiaonang）用于甲状腺结节的治疗

超药品说明书使用类型	□给药剂量、频率　□适用人群　■适应证　□给药途径　□疗程
超药品说明书适应证	甲状腺结节
超药品说明书使用证据类型	□治疗指南　□临床路径　■专著、教材　□系统评价或 Meta 分析 □专家共识　■随机对照的临床研究　■非随机干预性研究（队列研究，病例对照研究）　□病例报告　□中医名家临证经验
中医辩证证候分型	肝郁痰凝证：颈部肿块局限而柔韧，时有喉间梗阻感，情志抑郁，善太息，伴有胁肋疼痛、女性伴有乳房胀痛，头晕目眩、舌质暗红、苔黄腻、脉弦或滑
证据说明	贾堃[1]在其著作《中医癌瘤学》甲状腺癌瘤部分中讲到"一般在发现甲状腺肿小硬单发结节，突然增大，即可用平消片……""在肿块迅速增大，凹凸不平，吞咽受限时，宜服平消片……"治疗后可使包块缩小或消失，声音嘶哑等相关症状得以改善，病情稳定 王孝文[2]《平消胶囊治疗结节性甲状腺肿 40 例疗效观察》，选择 40 例经超声或 CT 检查确诊为结节性甲状腺肿的门诊患者，给予口服平消胶囊 8 粒/次，3 次/天。其中部分患者同时口服甲状腺素。服用 90 天后观察发现平消胶囊对多发的小于 3cm 的甲状腺肿效果明显，但是对大小超过 3cm 的单发结节疗效不明显，尤其加用甲状腺素辅助治疗，比单用平消胶囊效果好。说明平消胶囊对甲状腺多发小结节疗效显著，可抑制结节的增大、缩小结节，加用甲状腺素辅助治疗后可提高临床疗效，具有应用价值 孟凡东等[3]在《平消胶囊治疗良性甲状腺结节的疗效观察》中，将 240 例良性甲状腺结节患者随机分为对照组和观察组各 120 例。对照组予小剂量左甲状腺素治疗，观察组予平消胶囊治疗，3 个月为一疗程。观察两组患者治疗前后甲状腺彩超以及甲状腺激素和血脂水平变化，比较两组临床疗效和药品不良反应。结果：对照组 5 例、观察组 3 例失访。治疗后，两组患者的结节最大直径、甲状腺体积均较治疗前明显减小（$P < 0.05$），且观察组结节最大直径、甲状腺体积明显小于对照组（$P < 0.05$）；对照组 TSH、TC 水平均较治疗前显著降低（$P < 0.05$），且明显低于观察组（$P < 0.05$）。观察组临床总有效率明显高于对照组，药品不良反应发生率明显低于对照组，差异均有统计学意义（$P < 0.05$）

续表

文献方法学质量评价	针对于 RCT 的 Cochrane 风险偏倚评估工具						
	文献	①	②	③	④	⑤	⑥	⑦
	［3］　不清楚　不清楚　不清楚　不清楚　不清楚　不清楚　不清楚						
	注：①随机序列产生；②分配隐藏；③对研究者和受试者施盲；④研究结果盲法评价；⑤结果数据的完整性；⑥选择性报告研究结果；⑦其他偏倚来源。每个条目按照是、否、不清楚判定						

循证评价证据级别	Ⅱa
推荐等级与意见	B 级
参考文献	［1］贾堃．中医癌瘤学．西安：陕西科学技术出版社，1996：365 - 374. ［2］王孝文．平消胶囊治疗结节性甲状腺肿 40 例疗效观察．当代医学，2009，36（191）：150. ［3］孟凡东，李伟．平消胶囊治疗良性甲状腺结节的疗效观察．中国药师，2017，20（3）：506 - 508.
产品说明书	【功能主治】活血化瘀，散结消肿，解毒止痛。对毒瘀内结所致的肿瘤患者具有缓解症状，缩小瘤体，提高机体免疫力，延长患者生存时间的作用
	【用法用量】口服。一次 4 ~ 8 粒，一日 3 次
	【规　　格】每粒装 0.23g
	【禁忌及注意事项】 1. 可与手术治疗、放疗、化疗同时进行 2. 孕妇禁用 3. 用药过程中饮食宜清淡，忌食辛辣刺激之品 4. 本品不可过量服用 5. 不宜久服 6. 运动员慎用
	【药物相互作用】尚不明确
	【药学提示】无
不良反应文献报道	少见恶心，药疹，偶见头晕，腹泻。停药后上述症状可自行消失 【参考文献】 ［1］陈新彤．平消胶囊引起不良反应 8 例分析．中国中医药信息杂志，2011，18（6）：101 - 102. ［2］林燕钦．口服平消胶囊致不良反应 1 例．海峡药学，2001，13（02）：83.

4　肾炎康复片（Shenyan Kangfu Pian）用于特发性水肿的治疗

超药品说明书使用类型	□给药剂量、频率　□适用人群　■适应证　□给药途径　□疗程
超药品说明书适应证	特发性水肿

续表

超药品说明书使用证据类型	■治疗指南 □临床路径 □专著、教材 □系统评价或 Meta 分析 □专家共识 □随机对照的临床研究 ■非随机干预性研究（队列研究，病例对照研究） □病例报告 □中医名家临证经验
中医辨证证候分型	气阴两虚，脾肾不足型：症见神疲乏力，面色不华，面目、四肢浮肿，头晕耳鸣，口燥咽干，纳减泛恶，腰膝酸软，小便短小，舌体胖大有齿痕、苔白，脉沉细
证据说明	《国家基本药物临床应用指南》[1]（中成药）2012 版中指出肾炎康复片临床可应用于水肿，因脾肾不足，气阴两虚，水湿内停所致 高秀林[2]在《中药治疗功能性水肿 52 例疗效观察》中指出，将 52 例功能性水肿的患者给予服用肾炎康复片（0.3g/片）1 个疗程（4 周），3 次/天，每次 8 片。结果发现 52 例患者颜面及双下肢水肿的现象均得到不同程度缓解，总有效率达 100%，其中面浮肢肿征完全消退者 47 例（90%），明显消退者 5 例（10%）说明肾炎康复片通过调理脾肾、养益气阴，改善了机体的内环境，纠正了功能紊乱，促使其从亚健康状态向健康状态转化，在预防器质性疾病和病理性水肿的发生上起到了重要的干预作用 徐英[3]在《中成药配合针刺治疗老年特发性浮肿 60 例》指出 60 例患者服用肾炎康复片每次 5 片，每日 3 次疗程 30 天。另取肾俞、足三里、水分、三阴交、阴陵泉针刺，每日 1 次 14 天为一疗程休息 2 日，共两疗程。显效 20.0%，有效 76.7%，无效 3.3%，总有效为 96.6%说明肾炎康复片配合针刺治疗老年特发性水肿，可提高机体免疫力稳定机体内环境，纠正水盐代谢紊乱，持久消肿效果明显，且无毒副作用
文献方法学质量评价	针对非随机干预性试验的 MINORS 的条目 | 文献	①	②	③	④	⑤	⑥	⑦	⑧	⑨	⑩	⑪	⑫
---	---	---	---	---	---	---	---	---	---	---	---	---
[2]	2	2	2	2	2	0	0	0	0	0	0	2
[3]	2	2	2	2	2	0	0	0	0	0	0	2	 注：①明确给出了研究目的；②纳入患者的连贯性；③预期数据的收集；④终点指标能恰当的反映研究目的；⑤终点指标评价的客观性；⑥随访时间是否充足；⑦失访率低于 5%；⑧是否估算了样本量；⑨对照组的选择是否恰当；⑩对照组是否同步；⑪组间基线是否可比；⑫统计分析是否恰当。每一条分为 0~2 分。前 8 条针对无对照组的研究，最高分为 16 分；后 4 条与前 8 条一起针对有对照组的研究，最高分共 24 分。0 分表示未行报道；1 分表示报道了但信息不充分；2 分表示报道了且提供了充分的信息
循证评价证据级别	Ⅰa
推荐等级与意见	B 级

续表

参考文献	[1] 张伯礼，高学敏，等．国家基本药物临床应用指南（中成药）2012 年版．北京：人民卫生出版社，2012：147. [2] 高秀林．中药治疗功能性水肿 52 例疗效观察．中国中西医结合肾病杂志，2003，4（11）：664. [3] 徐英，胡江华．中成药配合针刺治疗老年特发性浮肿 60 例．实用中医杂志，2011，27（4）：240 – 241
产品说明书	【功能主治】益气养阴，健脾补肾，清解余毒。用于气阴两虚，脾肾不足，水湿内停所致的水肿，症见神疲乏力，腰膝酸软，面目、四肢浮肿，头晕耳鸣；慢性肾炎、蛋白尿、血尿见上述证候者
	【用法用量】口服。一日 5 片，一日 3 次；小儿酌减或遵医嘱
	【规　　格】每片 0.48g
	【禁忌及注意事项】 1. 孕妇禁服 2. 急性肾炎水肿不宜
	【药物相互作用】经动物实验后，显示本品具有抗炎作用，对肾炎有一定的改善。另外有些利尿效果
	【药学提示】尚不明确
不良反应文献报道	暂无相关报道

5 注射用血栓通（冻干）（Zhusheyong Xueshuantong）用于糖尿病周围神经病变的治疗

超药品说明书使用类型	□给药剂量、频率　□适用人群　■适应证　□给药途径　□疗程
超药品说明书适应证	糖尿病周围神经病变
超药品说明书使用证据类型	■治疗指南　□临床路径　□专著、教材　■系统评价或 Meta 分析 □专家共识　■随机对照的临床研究　□非随机干预性研究（队列研究，病例对照研究）　□病例报告　□中医名家临证经验
中医辨证证候分型	气虚血瘀证
证据说明	王茜等[1]《基于 Meta 分析的血栓通注射剂治疗糖尿病周围神经病变临床评价研究》中，通过数据库共纳入 19 篇文献，累计 1625 例受试者，Meta 分析结果显示：在常规用药的基础上，联合使用血栓通注射剂，治疗糖尿病周围神经病变的总有效率明显提高（$RR = 1.32$，$95\% CI\ 1.25 \sim 1.39$，$P < 0.00001$）。此外，血栓通注射剂还可提高正中神经的感觉神经传导速度（SNCV）（$MD = 4.49$，$95\% CI:\ 2.54 \sim 6.44$，$P < 0.00001$）、正中神经的运动神经传导速度（MNCV）（$MD = 5.62$，$95\% CI\ 0.70 \sim 10.55$，$P = 0.03$），降低起效时间（$MD = -3.76$，$95\% CI\ -5.00 \sim -2.53$，$P < 0.00001$）等，且未见严重的不良反应。提示在西医常规治疗的基础上联合使用血栓通注射剂对糖尿病周围神经病变有较好的疗效 吴鋆等[2]《血栓通治疗糖尿病周围神经病变的临床观察》中纳入 35 例糖

尿病性周围神经病变患者，对照组 15 例给予维生素 B_{12} 500μg/天肌注、维生素 B_1 100mg/天肌注及降糖药物治疗；治疗组 20 例在对照组治疗的基础上加用血栓通静脉滴注，疗程均为 2 周。结果显示，治疗组总有效率（90.0%）高于对照组（53.33%），差异有统计学意义（$P<0.05$）；血液流变学指标明显下降，且治疗组优于对照组（$P<0.01$）。提示血栓通可改善微循环，提高糖尿病周围神经病变的疗效

中华中医药学会糖尿病分会[3] 编写的《糖尿病周围神经病变中医临床诊疗指南（2016 年版）》中推荐血栓通注射液（弱推荐，Ⅱa 级）作为气虚血瘀证的治疗药物

文献方法学质量评价	针对于 RCT 的 Cochrane 风险偏倚评估工具						
	文献	⑧	⑨	⑩	⑪	⑫	⑬	⑭
	［2］	是	不清楚	不清楚	不清楚	不清楚	不清楚	不清楚

注：①随机序列产生；②分配隐藏；③对研究者和受试者施盲；④研究结果盲法评价；⑤结果数据的完整性；⑥选择性报告研究结果；⑦其他偏倚来源。每个条目按照是、否、不清楚判定

循证评价证据级别　Ⅰa

推荐等级与意见　A 级

参考文献

［1］王茜，吴嘉瑞，张丹，等. 基于 Meta 分析的血栓通注射剂治疗糖尿病周围神经病变临床评价研究. 药物流行病学杂志，2016，9：549 - 554.

［2］吴鋆，李葆青，王瑾，等. 血栓通治疗糖尿病周围神经病变的临床观察. 北京慢病防治管理协会学术研讨会论文集，2015.

［3］中华中医药学会糖尿病分会. 糖尿病周围神经病变中医临床诊疗指南（2016 年版）. 中医杂志，2017，58（7）：625 - 630.

产品说明书

【功能主治】活血祛瘀，通脉活络。用于瘀血阻络，中风偏瘫，胸痹心痛及视网膜中央静脉阻塞症

【用法用量】临床前用注射用水或氯化钠注射液适量使溶解
静脉注射：一次 150mg，用氯化钠注射液 30～40mL 稀释。一日 1～2 次，或遵医嘱
静脉滴注：一次 250～500mg，用 5% 或 10% 葡萄糖注射液或氯化钠注射液 250～500mL 稀释。一日 1 次，或遵医嘱
肌内注射：一次 150mg，用注射用水稀释至 40mg/mL。一日 1～2 次，或遵医嘱
理疗：一次 100mg，加入注射用水 3mL，从负极导入

【规　格】每支装 100mg；150mg；250mg

【不良反应】
1. 全身性损害：发热、寒战、过敏样反应、过敏性休克
2. 呼吸系统损害：胸闷、呼吸困难、呼吸急促、哮喘、喉水肿等
3. 皮肤及其附件损害：皮疹、瘙痒、剥脱性皮炎等

续表

4. 心率及心律紊乱：心悸、心动过速等

5. 中枢及外周神经系统损害：头晕、头痛、抽搐、震颤等

6. 胃肠系统损害：恶心、呕吐等

7. 心血管系统损害：发绀、潮红、血压下降、血压升高等

8. 其他损害：血尿、肝功能异常等

【禁　　忌】

1. 人参和三七过敏者禁用

2. 对本品过敏者禁用

3. 出血性疾病急性期禁用

【注意事项】

1. 本品为活血通脉祛瘀药物，用药期间有个别患者出现轻微面部潮红或头胀痛属于正常反应，一般可继续用药

2. 本品可能引起过敏性休克，用药后一旦出现过敏反应或者其他严重不良反应，应立即停药并给予适当的治疗；发生严重不良反应的患者须立即给予肾上腺素紧急处理，必要时应吸氧、静脉给予激素，采用包括气管内插管在内的畅通气道等治疗措施

3. 本品应单独使用，严禁与其他药品混合配伍。如确需要联合使用其他药品时，应谨慎考虑用药间隔以及药物相互作用等问题

4. 有出血倾向者慎用，孕妇、月经期妇女慎用；过敏体质者、肝肾功能异常者、初次使用中药注射剂的患者应谨慎使用，加强监测

5. 连续给药不得超过15天，停药1~3天后可进行第二疗程

【药物相互作用】 尚无本品与其他药物相互作用的信息

不良反应文献报道	陈颖等检索2000~2009年广西自治区药品不良反应数据库，对检索到的102例注射用血栓通不良反应报告进行回顾性分析。结果显示，注射用血栓通的不良反应以皮肤及其附件损害和过敏样反应、药物热为主。与患者的过敏体质、药物剂量及静脉滴注速度有关。 **【参考文献】** [1] 陈颖，林昊. 注射用血栓通致不良反应102例分析. 医药导报，2011，30（5）：677-680.

第八章　肿瘤疾病

1　复方苦参注射液（Fufang Kushen Zhusheye）用于放射性炎症及黏膜损伤的防治

超药品说明书使用类型	□给药剂量、频率　□适用人群　■适应证　□给药途径　□疗程
超药品说明书适应证	放疗所致的炎症及黏膜损伤
超药品说明书使用证据类型	□治疗指南　□临床路径　□专著、教材　□系统评价或 Meta 分析　□专家共识　■随机对照的临床研究　■非随机干预性研究（队列研究，病例对照研究）　□病例报告　□中医名家临证经验
中医辨证证候分型	热毒型：热毒伤阴或心脾极热，伏火上炎等
证据说明	侯炜等[1]发表《复方苦参注射液防治原发性肺癌放射性肺炎的多中心、随机对照临床研究》分析，试验将 232 例原发性肺癌患者分为试验组 113 例、对照组 119 例，两组均采用放射治疗，试验组在放疗第一天开始给予复方苦参注射液，静脉滴注，连用 14 天为 1 周期，间隔 2～4 天后开始第二周期，共治疗 2 个周期，加用复方苦参注射液之后的试验组，没有发生急性放射性肺损伤的比例要显著高于对照组，中医症候改善也显著高于对照组。分析结果表明，复方苦参注射液能够降低原发性肺癌放射性肺炎的发生，改善临床症状，同时安全性良好 战淑珺等[2]在《复方苦参注射液防治急性放射性食管炎随机对照研究》中评价复方苦参注射液防治食管癌急性放射性食管炎的的临床效果，筛选入组的 82 例食管癌患者随机分为治疗组和对照组，各 41 例，治疗组放疗同步联合使用复方苦参注射液，静脉滴注，每日 1 次，用药 28 天，在放疗间歇期暂停 2 天后续放疗，并同步原剂量用药至整个放疗周期结束。对照组放疗同步使用康复新液。观察两组患者放射性食管炎发生时间、级别，复方苦参注射液治疗急性放射性食管炎疗近期疗效、优于对照组，能有效减轻食管癌患者急性放疗反应，降低高级别食管炎的发生率 王磊等[3]发表的《复方苦参注射液治疗鼻咽癌放射性口腔黏膜损伤疗效观察》中将 120 例鼻咽癌患者随机分为两组，每组 60 例，均接受放射性治疗，对照组于放疗第 2 周开始用生理盐水、利多卡因、地塞米松配制含漱液漱口；观察组在对照组基础上于放疗当日给予复方苦参注射液治疗，使用 30mL 复方苦参注射液加入 5% 葡萄糖 250mL，静脉滴注，1 次/天，3 周 1 个疗程，连续使用 2 个疗程。观察组放疗后黏膜损伤发生例数以及黏膜损伤情况显著轻于对照组，且不良反应发生率较低，疗效显著

续表

	针对于 RCT 的 Cochrane 风险偏倚评估工具						
	文献	①	②	③	④	⑤	⑥	⑦
文献方法学质量评价	[1]	不清楚	不清楚	不清楚	不清楚	不清楚	不清楚	不清楚
	[2]	不清楚	不清楚	不清楚	不清楚	不清楚	不清楚	不清楚
	[3]	不清楚	不清楚	不清楚	不清楚	不清楚	不清楚	不清楚
	注：①随机序列产生；②分配隐藏；③对研究者和受试者施盲；④研究结果盲法评价；⑤结果数据的完整性；⑥选择性报告研究结果；⑦其他偏倚来源。每个条目按照是、否、不清楚判定							
循证评价证据级别	Ⅱa							
推荐等级与意见	B 级							
参考文献	[1] 侯炜，刘杰，林洪生，等．复方苦参注射液防治原发性肺癌放射性肺炎的多中心、随机对照临床研究．中国新药杂志，2013，22：2065 - 2068. [2] 战淑珺，曲向东，张侠，等．复方苦参注射液防治急性放射性食管炎随机对照研究．中国中医药信息杂志，2014，10（21）：18 - 21. [3] 王磊，梁杰，阿提坎·卡吾力，等．复方苦参注射液治疗鼻咽癌放射性口腔黏膜损伤疗效观察．中草药，2015，46（6）：875 - 877.							
产品说明书	【功能主治】清热利湿，凉血解毒，散结止痛。用于癌肿疼痛、出血 【用法用量】肌内注射，一次 2 ~ 4mL，一日 2 次；或静脉滴注，一次 20mL，用氯化钠注射液 200mL 稀释后应用，一日 1 次，儿童酌减，全身用药总量 200mL 为 1 个疗程，一般可连续使用 2 ~ 3 个疗程；或遵医嘱 【规　格】每支装 2mL；5mL 【禁　忌】 1. 严重心肾功能不全者慎用 2. 孕妇忌用 3. 对本品过敏或有严重不良反应病史者禁用 【注意事项】 1. 首次用药应在医师指导下使用。根据病情可以用氯化钠注射液 250 ~ 500mL 稀释应用。给药速度开始每分钟不宜超过 40 滴，30min 后如无不良反应，给药速度可控制在 60 滴/分钟 2. 哺乳期妇女慎用 3. 本品不宜加入其他药物混合使用。如需与其他药品联合使用时，应注意与本品用药时间的间隔，输液器应单独使用 4. 配液时应在洁净条件下进行，输液时使用精密药液过滤器 5. 使用过程中应密切观察患者的反应。在静滴初始 30min 应加强监护，如发现不良反应，应及时停药，处理遵医嘱 6. 本品是中药制剂，应按规定条件贮存，使用前应对光检查，若出现浑浊、沉淀、变色或瓶身破损等情况，均不能使用 7. 常温下保存，忌冷冻及高温							

续表

	【药物相互作用】尚无本品与其他药物相互作用的信息
	【药学提示】无
不良反应文献报道	据 2014 年 4 月山西省食品药品监督管理局药品评价中心出具的《药品不良反应检索报告表》表明，全国范围内复方苦参注射液自 2011 年 1 月 1 日至 2014 年 3 月 31 日，累计发生不良反应 590 例。该期间有 162 万人次使用"复方苦参注射液"，不良反应发生率为 0.037%，根据国际医学科学组织委员会（CIOMS）标准，发生率属于"罕见"。不良反应为偶见恶心、呕吐、发热、寒战、腹胀和胃不适等症状；偶有过敏反应，表现为头颈部皮肤潮红出汗、皮疹、瘙痒等，可能与患者的特异体质有关

2 康莱特注射液（Kanglaite Zhusheye）联合化疗用于晚期胰腺癌的治疗

超药品说明书使用类型	□给药剂量、频率 □适用人群 ■适应证 □给药途径 □疗程
超药品说明书适应证	晚期胰腺癌
超药品说明书使用证据类型	□治疗指南 □临床路径 □专著、教材 □系统评价或 Meta 分析 □专家共识 ■随机对照的临床研究 □非随机干预性研究（队列研究，病例对照研究） □病例报告 □中医名家临证经验
中医辨证证候分型	气阴两虚、脾虚湿困型
证据说明	张新峰等[1]在《康莱特注射液联合吉西他滨注射液和替吉奥胶囊治疗晚期胰腺癌的临床研究》中将 45 例晚期胰腺癌患者随机分为对照组 22 例和试验组 23 例。对照组在第 1、8 天予以静脉滴注 $1000mg/m^2$ 吉西他滨，同时予以口服替吉奥胶囊（当 $1.25m^2 \leqslant$ 体表面积 $< 1.5m^2$ 时，每次 40mg；当体表面积 $\geqslant 1.5m^2$ 时，每次 50mg），bid，连续给药 14 天。试验组在对照组的基础上，予以静脉注射康莱特注射液 20g，qd，连续给药 14 天。21 天为 1 个疗程，2 组患者均完成 4 个以上疗程的治疗。结果显示治疗后，试验组和对照组的临床受益率分别为 78.26%（18 例/23 例）和 50.00%（11 例/22 例），差异有统计学意义（$P < 0.05$）。试验组和对照组患者的中位总生存期分别为 6.67 个月和 5.60 个月，差异有统计学意义（$P < 0.05$）。2 组患者的药物不良反应主要有骨髓抑制、疲劳、胃肠道反应、肝肾功能异常和皮肤反应，药物不良反应发生率差异无统计学意义（$P > 0.05$）。本研究表明康莱特联合吉西他滨和替吉奥能延长晚期胰腺癌的中位生存期，提高临床受益率，减轻患者药物不良反应，是一种安全有效的方案
	李海涛等[2]在《替吉奥胶囊联合康莱特注射液治疗晚期胰腺癌疗效观察》中将 80 例晚期胰腺癌患者随机分为治疗组与对照组各 40 例，2 组均给予替吉奥胶囊 40~60mg/次口服，2 次/天，连续服用 28 天后休息 14 天为 1 个疗程；治疗组在此基础上给予康莱特注射液 200mL/次静脉滴注，1 次/天，疗程同上。2 组以连续治疗 3 个疗程为 1 个观察周期，观察 2 组近期疗效、不良反应发生情况及生活质量变化情况。结果治疗 3 个疗程结束后，治疗组总有效率和临床受益率均明显高于对照组（P 均 < 0.05）；治疗期间 2 组患者不良反应分级均为 I、II 度，治疗组神经毒性、骨髓抑制

续表

	及肾脏毒性不良反应发生率明显低于对照组（P 均 <0.05），2 组胃肠道反应、肝脏毒性发生率类似（P 均 >0.05）；2 组治疗前 QLQ – C30 量表各项评分比较差异均无统计学意义（P 均 >0.05），治疗后治疗组 QL、PF、SF 评分均明显高于对照组（P 均 <0.05）。本研究表明替吉奥胶囊联合康莱特注射液治疗晚期胰腺癌患者可有效提高近期疗效，降低不良反应发生率，改善患者生活质量，具有良好增效减毒作用

文献方法学质量评价	针对于 RCT 的 Cochrane 风险偏倚评估工具						
	文献	①	②	③	④	⑤	⑥	⑦
	［1］	是	否	否	不清楚	不清楚	不清楚	不清楚
	［2］	是	不清楚	不清楚	不清楚	不清楚	不清楚	不清楚
	注：①随机序列产生；②分配隐藏；③对研究者和受试者施盲；④研究结果盲法评价；⑤结果数据的完整性；⑥选择性报告研究结果；⑦其他偏倚来源。每个条目按照是、否、不清楚判定						

循证评价证据级别	Ⅱa
推荐等级与意见	B 级
参考文献	［1］ 张新峰，乔翠霞，程旭锋，等．康莱特注射液联合吉西他滨注射液和替吉奥胶囊治疗晚期胰腺癌的临床研究．中国临床药理学杂志，2018（2）：111 – 113. ［2］ 李海涛，王明明，刘虎军，等．替吉奥胶囊联合康莱特注射液治疗晚期胰腺癌疗效观察．现代中西医结合杂志，2017，26（36）：4063 – 4065.

产品说明书	【功能主治】益气养阴，消癥散结。适用于不宜手术的气阴两虚、脾虚湿困型原发性非小细胞肺癌及原发性肝癌。配合放、化疗有一定的增效作用。对中晚期肿瘤患者具有一定的抗恶病质和止痛作用
	【用法用量】 1. 缓慢静脉滴注 200mL，每日 1 次，21 天为 1 疗程，间隔 3～5 天后可进行下一疗程。联合放、化疗时，叮酌减剂量 2. 首次使用，滴注速度应缓慢，开始 10min 滴速应为 20 滴/分钟，20min 后可持续增加，30min 后可控制在 40～60 滴/分钟
	【规　　格】100mL∶10g
	【禁　　忌】 1. 对本品或含有薏苡仁油制剂及成分中所列辅料有过敏史或有严重不良反应病史者禁用 2. 脂肪代谢严重失调者（急性休克、急性胰腺炎、病理性高脂血症、脂性肾病变等患者）、孕妇禁用
	【注意事项】 1. 本品应在有抢救条件的医疗机构使用，用药后出现过敏反应或其他严重不良反应须立即停药并及时救治 2. 严格按照药品说明书规定的功能主治使用，禁止超功能主治用药

	3. 严格掌握用法用量。按照药品说明书推荐剂量使用药品。不超剂量、不超疗程、过快滴注
	4. 本品为中药注射剂，保存不当可能会影响药品质量；用药前和配制后及使用过程中应认真检查本品及滴注液，发现药液出现油水分层（乳析）等药物性状改变以及瓶身有漏气、裂纹等现象时，均不得使用
	5. 严禁混合配伍，谨慎联合用药。本品应单独使用，禁忌与其他药品混合配伍使用。如确需要联合使用其他药品时，应谨慎考虑与本品的间隔时间以及药物相互作用等问题
	6. 用药前应仔细询问患者情况、用药史和过敏史。过敏体质者、肝肾功能异常者应慎重使用，如确需使用请遵医嘱，并加强监测
	7. 加强用药监护。用药过程中，应密切观察用药反应，特别是开始30min。发现异常，立即停药，采用积极救治措施，救治患者
	8. 如有轻度静脉炎出现，可在注射本品前和后适量（50～100mL）输注0.9%氯化钠注射液或5%葡萄糖注射液
	【药物相互作用】尚无本品与其他药物相互作用的信息
	【药学提示】无
不良反应文献报道	康莱特注射液常见的不良反应有静脉炎和静脉血管硬化等，严重的不良反应有休克和心肌梗死等 [1] 金火星，雷招宝. 康莱特注射液的不良反应与合理用药建议. 中成药，2010，32（3）：486－488.

3　参麦注射液（Shenmai Zhusheye）用于恶性肿瘤的治疗

超药品说明书使用类型	□给药剂量、频率　□适用人群　■适应证　□给药途径　□疗程
超药品说明书适应证	恶性肿瘤
超药品说明书使用证据类型	□治疗指南　□临床路径　□专著、教材　■系统评价或 Meta 分析 □专家共识　□随机对照的临床研究　□非随机干预性研究（队列研究，病例对照研究）　□病例报告　□中医名家临证经验
中医辨证证候分型	气阴两虚型：证见神疲乏力，气短懒言，咽干口燥，烦渴欲饮，午后颧红，小便短少，大便干结，舌体瘦薄苔少而干，脉虚数
证据说明	吴玖斌等[1]在《参麦注射液辅助治疗恶性肿瘤的有效性及安全性系统评价》研究中，计算机检索中国生物医学文献数据库（CBM）、中国期刊全文数据库（CNKI）、万方以及中文科技期刊全文数据库（VIP），检索时间均为各库建库时间至 2014 年 4 月。共纳入 9 个研究共含 1544 例恶性肿瘤患者；治疗组干预措施是在常规治疗基础上静脉滴注参麦注射液，对照组为静卧、营养支持、止痛、镇静、补充电解质、放疗和化疗等常规治疗；未报告纳入研究的方法学质量。结果发现，Meta 分析显示常规治疗基础上加用参麦注射液组在住院期间白细胞/血小板Ⅰ度以上下降发生率明显低于常规治疗组，生活质量改善率高于常规治疗组；安全性分析发现 3 例严重不良反应，1 例上消化道出血，2 例严重过敏反应

续表

	朱亚兰等[2] 在《参麦注射液辅助化疗治疗恶性肿瘤疗效的 Meta 分析》研究中，计算机检索中文期刊全文数据库、中文科技期刊数据库和万方数据库，同时检索 PubMed、Web of Science 等，检索年限均为 2003 年 1 月至 2013 年 12 月。共纳入 15 个研究含 1216 例恶性肿瘤患者；对照组干预措施为化疗，试验组干预措施为化疗基础上加用参麦注射液；纳入研究方法学质量均偏低。结果发现，试验组患者总有效率、疾病控制率、骨髓抑制发生率（白细胞计数）、生活质量改善率等均优于对照组，差异均有统计学意义

文献方法学质量评价	针对于系统评价的方法学质量评价工具 – AMSTAR 量表

文献	①	②	③	④	⑤	⑥	⑦	⑧	⑨	⑩	⑪
[1]	否	是	否	否	不适当	是	是	是	是	否	是
[2]	否	是	否	否	不适当	是	是	是	是	是	是

注：①是否提供了前期设计方案；②纳入研究的选择和数据提取是否具有可重复性；③是否实施广泛全面的文献检索；④发表情况是否已考虑在纳入标准中，如灰色文献；⑤是否提供了纳入和排除的研究文献清单；⑥是否描述纳入研究的特征；⑦是否评价和报道纳入研究的科学；⑧纳入研究的科学性是否恰当地运用在结论的推导上；⑨合成纳入研究结果的方法是否恰当；⑩是否评估了发表偏倚的可能性；⑪是否说明相关利益冲突。每个条目按照是、否、不清楚、不适当判定

循证评价证据级别	Ⅰa
推荐等级与意见	A 级

参考文献	[1] 吴玖斌，谢雁鸣，王连心，等. 参麦注射液辅助治疗恶性肿瘤的有效性及安全性系统评价. 中国中医基础医学杂志，2014，20（11）：1525 – 1529. [2] 朱亚兰，郭佳奕，包美蓉. 参麦注射液辅助化疗治疗恶性肿瘤疗效的 Meta 分析. 中国药房，2015，26（12）：1654 – 1657.

产品说明书	【功能主治】益气固脱，养阴生津，生脉。用于治疗气阴两虚型之休克、冠心病、病毒性心肌炎、慢性肺心病、粒细胞减少症。能提高肿瘤患者的免疫功能，与化疗药物合用时，有一定的增效作用，并能减少化疗药物所引起的不良反应
	【用法用量】肌内注射，一次 2 ~ 4mL，一日 1 次。静脉滴注，一次 20 ~ 100mL（用 5% 葡萄糖注射液 250 ~ 500mL 稀释后应用）或遵医嘱，50mL/瓶和 100mL/瓶规格可直接静脉滴注
	【规　　格】2mL/支；5mL/支；10mL/支；20mL/支；50mL/瓶；100mL/瓶
	【禁　　忌】 1. 对本品或含有红参、麦冬制剂及成份中所列辅料过敏或有严重不良反应病史者禁用 2. 新生儿、婴幼儿禁用 3. 孕妇、哺乳期妇女禁用 4. 对药物有家族过敏史或过敏史者、过敏体质者禁用

续表

	【注意事项】 1. 本品不良反应包括过敏性休克，应在有抢救条件的医疗机构使用，使用者应接受过过敏性休克抢救培训，用药后出现过敏反应或其他严重不良反应须立即停药并及时救治 2. 严格按照药品说明书规定的功能主治使用，禁止超功能主治用药。阴盛阳衰者不宜使用 3. 严格掌握用法用量。按照药品说明书推荐剂量使用药品。不得超剂量、过快滴注和长期连续用药 4. 本品保存不当可能影响药品质量；用药前和配制后及使用过程中应认真检查本品及滴注液，发现药液出现浑浊、沉淀、变色、结晶等药物性状改变以及瓶身有漏气、裂纹等现象时，均不得使用 5. 严禁混合配伍，谨慎联合用药。本品应单独使用，禁忌与其他药品混合配伍使用。如确需要联合使用其他药品时，应谨慎考虑与本品的间隔时间以及药物相互作用等问题。应以适量稀释液对输液管道进行冲洗，避免参麦注射液与其他药液在管道内混合的风险 6. 用药前应仔细询问患者情况、用药史和过敏史。心脏严重疾患者、肝肾功能异常患者、老人、儿童等特殊人群以及初次使用本品的患者应慎重使用。如确需使用，应加强临床用药监护 7. 本品不宜与藜芦、五灵脂及其制剂配伍使用 8. 本品不能与甘油果糖注射液、青霉素类高敏类药物联合使用 9. 2mL/支、5mL/支、10mL/支、15mL/支、20mL/支规格：静脉滴注需稀释以后使用，现配现用。首次用药，宜选用小剂量，慢速滴注。禁止静脉推注的给药方法；50mL/瓶和100mL/瓶规格：静脉滴注建议稀释以后使用，现配现用。首次用药，宜选用小剂量，慢速滴注。禁止静脉推注的给药方法 10. 加强用药监护。用药过程中，应密切观察用药反应，特别是开始30分钟，发现异常，立即停药，采用积极救治措施，救治患者
	【药物相互作用】尚无本品与其他药物相互作用的信息
	【药学提示】无
不良反应文献报道	参麦注射液用于癌症或肿瘤术后、冠心病、心绞痛、心肌梗死、病毒性心肌炎、心力衰竭等，不良反应可累及肌体多个器官系统 主要表现有：发热伴全身性损害（寒战高热、过敏性休克、多汗）、皮肤及附件（皮疹、荨麻疹、瘙痒、皮肤发红、面色潮红等）、心血管系统（胸痛胸闷、心动过速、心悸、心力衰竭）、神经系统（烦躁不安、神志不清、精神紧张、头痛头晕、癫痫发作）、呼吸系统（呼吸困难、呼吸道梗阻）、消化系统（黄疸、恶心呕吐、腹部疼痛、氨基转移酶升高、上消化道出血）、肌肉骨骼系统（腰痛、腰背部、关节痛、四肢麻痹）、泌尿系统（肾痛、尿血）等

【参考文献】

[1] 祁麟，文彦丽．参麦注射液不良反应流行病学特点分析．天津药学，2014，26（5）：31-34.

[2] 黎颖然，潘泰先．170 例参麦注射液不良反应文献分析．中国药物警戒，2010，7（10）：623-625.

[3] 万宇，王辉，张菡，等．参麦注射液在非小细胞肺癌治疗中不良反应的回顾性研究．中华全科医学，2015，13（10）：1627-1629.

[4] 居靖，汪海孙，黄萍，等．参麦注射液不良反应/不良事件分析．安徽医药，2009，13（12）：1593-1595.

第九章 外科疾病

1 百令胶囊（Bailing Jiaonang）用于器官移植术后患者的免疫抑制治疗

超药品说明书使用类型	□给药剂量、频率 □适用人群 ■适应证 □给药途径 □疗程
超药品说明书适应证	器官移植术后患者免疫抑制
超药品说明书使用证据类型	□治疗指南 □临床路径 □专著、教材 □系统评价或 Meta 分析 □专家共识 ■随机对照的临床研究 □非随机干预性研究（队列研究，病例对照研究） □病例报告 □中医名家临证经验
中医辨证证候分型	肺肾两虚型：症见咳嗽、气喘、咯血、腰背酸痛等
证据说明	于惠元[1]在《人工培养冬虫夏草（Q80）在肾移植中的临床研究》中指出，将 34 例接受同种异体肾移植术的患者随机分为两组，观察组给予环孢素 A + 百令胶囊 + 泼尼松免疫抑制治疗方案［环孢素 A 7mg/（kg·d）口服，百令胶囊 5.2g/天口服，泼尼松 30mg/天口服］；对照组给予环孢素 A + 硫唑嘌呤 + 泼尼松免疫抑制治疗方案［环孢素 A 7mg/（kg·d）口服，硫唑嘌呤 150mg/天口服，泼尼松 30mg/天口服］。两组患者均在术后第三天起按此方案治疗，观察周期为 1 年。结果：观察组患者一年生存率及移植肾存活率分别为 100% 和 85.7%，对照组分别 100% 和 83.3%，两组均无显著性差异 丁晨光[2]在《冬虫夏草制剂在肾移植受者中的临床应用和机制探讨》中指出，将 67 例接受同种异体肾移植术患者随机分为两组，观察组给予环孢素 A + 百令胶囊 + 霉酚酸酯或他克莫司 + 百令胶囊 + 泼尼松免疫抑制治疗，对照组给予环孢素 A + 霉酚酸酯或他克莫司 + 泼尼松免疫抑制治疗。所有患者术前 1 天口服霉酚酸酯 1.5~2.0g，环孢素 A 4.5mg/kg 或他克莫司 0.1mg/kg，泼尼松 80mg。术中到术后第 2 天静脉滴注甲泼尼龙 0.5g/天，术后第 3 天及第 4 天静脉滴注甲泼尼龙 0.25g/天，术后第 3 天起口服环孢素 A 4.5mg/（kg·d）或他克莫司 0.1mg/（kg·d）；泼尼松自 40mg/天开始，每天递减 5mg，至 20mg/天维持，1 年后减为 10mg/天维持；观察组术后 3 天口服百令胶囊 1g，每天 3 次口服。根据血肌酐水平和血药浓度调整环孢素 A 或他克莫司用药剂量，1 年内百令胶囊的剂量基本不变。结果两组比较移植肾存活率、急慢性排斥反应发生率、肾功能恢复状况，差异无统计学意义；感染发生率观察组显著低于对照组（$P<0.05$）；观察组尿中红、白细胞数量、血谷草转氨酶和谷丙转氨酶、血清尿酸、总胆红素、直接胆红素显著少于对照组（$P<0.01$），而血清总蛋白、白蛋白显著高于对照组（$P<0.01$）；观察组血红细胞、白细胞数量在肾移植术后 12~48 周显著高于对照组（$P<0.05$），淋巴细胞在肾移植术后 4~48 周显著高于对照组（$P<0.01$），并且恢复至正常值的时间较对照组提前。观察组环孢素 A 和他克莫司的用量在术后 12 周之后显著低于对照组

续表

文献方法学质量评价	针对于 RCT 的 Cochrane 风险偏倚评估工具						
	文献	①	②	③	④	⑤	⑥	⑦
	［1］	不清楚	不清楚	不清楚	不清楚	不清楚	不清楚	不清楚
	［2］	不清楚	不清楚	不清楚	不清楚	不清楚	不清楚	不清楚
	注：①随机序列产生；②分配隐藏；③对研究者和受试者施盲；④研究结果盲法评价；⑤结果数据的完整性；⑥选择性报告研究结果；⑦其他偏倚来源。每个条目按照是、否、不清楚判定
循证评价证据级别	Ⅱa
推荐等级与意见	B 级
参考文献	［1］于惠元. 人工培养冬虫夏草（Q80）在肾移植中的临床研究. 中华泌尿外科杂志，1991，12（5）：328 – 331. ［2］丁晨光. 冬虫夏草制剂在肾移植受者中的临床应用和机制探讨. 中国中西医结合杂志，2009，29（11）：975 – 978.
产品说明书	【功能主治】补肺肾，益精气。用于肺肾两虚引起的咳嗽、气喘、咯血、腰背酸痛；慢性支气管炎、慢性肾功能不全的辅助治疗
	【用法用量】口服。一次 2 ~ 6 粒，一日 3 次。慢性肾功能不全：一次 4 粒，一日 3 次；疗程 8 周
	【规　　格】每粒装 0.5g
	【禁忌及注意事项】 1. 凡阴虚火旺，血分有热，胃火炽盛，肺有痰热，外感热病者禁用 2. 忌辛辣、生冷、油腻食物 3. 本品宜饭前服用
	【药物相互作用】无
	【药学提示】如正在服用其他药品，使用本品前请咨询医师或药师
不良反应文献报道	暂无相关报道

2　平消胶囊（Pingxiao Jiaonang）用于乳腺增生的治疗

超药品说明书使用类型	□给药剂量、频率　□适用人群　■适应证　□给药途径　□疗程
超药品说明书适应证	乳腺增生
超药品说明书使用证据类型	■治疗指南　■临床路径　■专著、教材　□系统评价或 Meta 分析 □专家共识　■随机对照的临床研究　□非随机干预性研究（队列研究，病例对照研究）　□病例报告　□中医名家临证经验
中医辨证证候分型	肝郁气滞型：双侧乳房胀痛，伴质韧块，触痛，经前加重，胸胁胀闷，嗳气疼痛，肿块随情志变化而变化，忧郁或发怒后加重，情志舒畅时减轻，心烦易躁、失眠，舌淡红苔白，脉弦细

续表

证据说明	中华中医药学会[1]《中医外科常见病诊疗指南（2012）》收载平消胶囊临床应用"本品尚可用于乳腺良、恶性病变"

国家基本药物临床应用指南和处方集编委会[2]《国家基本药物临床应用指南（中成药）（2012年版）》收载平消胶囊用于乳腺增生

花宝金等[3]《中医临床诊疗指南释义（2015.8）》收载平消胶囊尚可用于乳腺囊性增生症

顾晋等[4]《临床路径治疗药物释义 肿瘤疾病分册（上册）（2015）》收载平消胶囊尚可用于乳腺增生症

顾晋等[5]《临床路径治疗药物释义 肿瘤疾病分册（下册）（2015）》收载平消胶囊尚可用于乳腺增生症

贾堃[6]在其著作《中医癌瘤学》乳腺癌部分中讲到：乳腺疾病"证见肿块不痛不痒，皮色不变，质地较硬，胸胁不舒，闷痛或串痛，食纳呆滞。情绪忧郁。舌红，舌苔薄黄，或白苔。脉弦沉。此属肝郁气滞。治宜理气解郁，疏肝散结。可用栝楼逍遥汤加减与平消片……"治疗后可使肿块缩小，病情稳定

王金鑫等[7]《平消胶囊治疗乳腺疾病的研究进展》，平消胶囊是一种纯中药制剂，具有扶正祛邪、活血化瘀、清热解毒和止痛散结等功效。平消胶囊对浆细胞性乳腺炎、乳腺增生和乳腺癌等乳腺疾病具有较好的治疗效果。乳腺疾病是一类常见的多发病，严重影响广大女性的身心健康，直接影响患者的生活质量。大量临床研究结果表明，平消胶囊对于乳腺疾病具有良好的治疗效果，具有如下优点：①使用方便，患者依从性好；②疗效确切，复发率低；③肝肾功能损害较小，长期服用毒副作用小

雷秋模等[8]《平消胶囊治疗乳腺增生病458例》，观察平消胶囊治疗腺增生病的疗效。方法：458例患者口服平消胶囊，3次/天，每次4~6粒，4周为1个疗程，一般可连服2~3个疗程。结果：临床治愈129例（28.17%），显效150例（32.75%），有效127例（27.73%），无效52例（11.35%），总有效率88.65%。结论：平消胶囊治疗乳腺增生病有效

常庆龙等[9]《平消胶囊治疗乳腺增生病的临床观察》，方法：门诊2007年2-8月328例乳腺增生病患者随机分为两组，治疗组172例，口服平消胶囊治疗；对照组156例，应用乳康片治疗。结果：治疗组乳房疼痛缓解和乳房肿块缩小，总有效率明显高于对照组。结论：在乳腺增生病的治疗方面，平消胶囊疗效显著，不良反应少，值得临床应用

江飞[10]在《平消胶囊治疗乳腺增生病68例疗效观察》中指出，将136例确诊为乳腺增生的患者随机分为两组：观察组给予平消胶囊（0.23g/粒）口服治疗，每次6粒，3次/日，餐后温开水送服，月经前3天停服；对照组给予乳康片口服治疗（0.3g/片，每次3片，3次/天，餐后温开水送服；30天为1个疗程，两组患者连续服用1~3个疗程。结果发现观察组患者在临床显效率明显上均优于对照组 |

续表

| | 海志刚[11]在《平消胶囊治疗乳腺瘤样增生 56 例临床观察》中指出，将 86 例确诊为乳腺瘤样增生随机分为两组：观察组用平消胶囊（0.23g/粒）每次 6 粒，每日 3 次，白开水送服；对照组用小金丸每次 1.2g，每日 2 次，白开水送服。两组 30 天为 1 个疗程，月经期不必停药，连服 1~3 个疗程，治疗期间均停止一切相关治疗。结果发现口服平消胶囊的患者，其临床症状、体征及临床疗效均优于对照组 |

	针对于 RCT 的 Cochrane 风险偏倚评估工具						
	文献	①	②	③	④	⑤	⑥	⑦
文献方法学质量评价	[9]	不清楚	不清楚	不清楚	不清楚	不清楚	不清楚	不清楚
	[10]	不清楚	不清楚	不清楚	不清楚	不清楚	不清楚	不清楚
	[11]	不清楚	不清楚	不清楚	不清楚	不清楚	不清楚	不清楚

注：①随机序列产生；②分配隐藏；③对研究者和受试者施盲；④研究结果盲法评价；⑤结果数据的完整性；⑥选择性报告研究结果；⑦其他偏倚来源。每个条目按照是、否、不清楚判定

循证评价证据级别	Ⅰa
推荐等级与意见	A 级

参考文献

[1] 中华中医药学会. 中医外科常见病诊疗指南. 北京：中国中医药出版社，2012：36.

[2] 国家基本药物临床应用指南和处方集编委会. 国家基本药物临床应用指南（中成药）. 北京：人民卫生出版社，2012：124.

[3] 花宝金. 中医临床诊疗指南释义. 北京：中国中医药出版社，2015，8：101.

[4] 顾晋，石远凯，孙忠实. 临床路径治疗药物释义 肿瘤疾病分册（上册）. 北京：中国协和医科大学出版社，2015：424.

[5] 顾晋，石远凯，孙忠实. 临床路径治疗药物释义 肿瘤疾病分册（下册）. 北京：中国协和医科大学出版社，2015：426.

[6] 贾堃. 中医癌瘤学. 西安：陕西科学技术出版社，1996：511-548.

[7] 王金鑫，王志勇，梅其炳. 平消胶囊治疗乳腺疾病的研究进展. 世界临床药物，2016，37（2）：144-149.

[8] 雷秋模，胡永春. 平消胶囊治疗乳腺增生病 458 例. 广西中医药，2010，33（5）：35-36.

[9] 常庆龙，贾国丛，冯爱强，张彦武. 平消胶囊治疗乳腺增生病的临床观察. 中国医药导报，2010，7（13）：91-92.

[10] 江飞. 平消胶囊治疗乳腺增生病 68 例疗效观察. 中国社区医师，2011，7（13）：132-133.

[11] 海志刚. 平消胶囊治疗乳腺瘤样增生 56 例临床观察. 现代肿瘤医学，2009，17（1）：65-67.

续表

产品说明书	【功能主治】活血化瘀，散结消肿，解毒止痛。对毒瘀内结所致的肿瘤患者具有缓解症状，缩小瘤体，提高机体免疫力，延长患者生存时间的作用
	【用法用量】口服。一次 4~8 粒，一日 3 次
	【规　　格】每粒装 0.23g
	【禁忌及注意事项】 1. 孕妇禁用 2. 可与手术治疗、放疗、化疗同时进行 3. 用药过程中饮食宜清淡，忌食辛辣刺激之品 4. 本品不可过量服用 5. 不宜久服 6. 运动员慎用
	【药物相互作用】尚不明确
	【药学提示】无
不良反应文献报道	少见恶心，药疹，偶见头晕，腹泻。停药后上述症状可自行消失 【参考文献】 [1] 陈新彤. 平消胶囊引起不良反应 8 例分析. 中国中医药信息杂志，2011，18（6）：101 - 102. [2] 林燕钦. 口服平消胶囊致不良反应 1 例. 海峡药学，2001，13（2）：83.

第十章 妇科疾病

1 丹参注射液（Danshen Zhusheye）用于胎儿生长受限的治疗

超药品说明书使用类型	□给药剂量、频率　□适用人群　■适应证　□给药途径　□疗程
超药品说明书适应证	胎儿生长受限
超药品说明书使用证据类型	□治疗指南　□临床路径　□专著、教材　□系统评价或 Meta 分析　□专家共识　■随机对照的临床研究　□非随机干预性研究（队列研究，病例对照研究）　□病例报告　□中医名家临证经验
中医辨证证候分型	气血虚弱型胎萎不长：妊娠腹形小于妊娠月份，胎儿存活，身体羸弱，头晕心悸，少气懒言，面色苍白，舌淡，苔少，脉细弱 阴虚血热型胎萎不长：妊娠腹形小于妊娠月份，胎儿存活，颧赤唇红，手足心热，烦躁不安，口干喜饮，舌红而干，脉细数 肾气亏损型胎萎不长：妊娠腹形小于妊娠月份，胎儿存活，头晕耳鸣，腰膝酸软，或形寒畏冷，手足不温，倦怠无力，舌淡，苔白，脉沉细
证据说明	付艳艳[1]在《丹参配合复方氨基酸治疗胎儿生长受限的临床分析》中指出将确诊为胎儿生长受限的孕妇 50 例，随机分为两组：对照组患者采用复方氨基酸注射液 500mL，浓度为 10% 的葡萄糖注射液 500mL 进行静脉滴注，每天 1 次，7 天为 1 个疗程；实验组则给予丹参配合复方氨基酸静脉滴注，即 20mL 的丹参注射液与浓度为 10% 的葡糖糖注射液 500mL 的混合液以及 500mL 的复方氨基酸注射液，每天 1 次，7 天为 1 个疗程。两组患者均治疗 3 个疗程。结果发现观察组改善孕妇体重、宫高和腹围增长及双顶径增加值、脐动脉收缩压与舒张压的比值，股骨长增加值疗效均优于对照组 陈素芳[2]在《丹参治疗胎儿生长受限的疗效分析》中指出，将确诊为胎儿生长受限的孕妇 71 例，随机分为两组：观察组给予复方氨基酸 500mL 静脉滴注、10% 葡萄糖 500mL + 能量合剂，1 次/天，7 天 1 个疗程，在此基础上加 5% 葡萄糖注射液 250mL + 丹参注射液 16mL，1 次/天，7 天 1 个疗程；对照组给予复方氨基酸 500mL 静脉滴注、10% 葡萄糖 500mL + 能量合剂，1 次/天，7 天 1 个疗程。结果：观察治疗 1 个月后，观察组改善胎儿双顶径增长和脐动脉比值优于对照组 李春芳[3]在《丹参注射液配合复方氨基酸治疗胎儿生长受限的探讨》中指出，将确诊为胎儿生长受限的孕妇 106 例，随机分为两组：观察组给予丹参注射液 20mL 加入 10% 葡萄糖注射液 500mL，复方氨基酸注射液 500mL；对照组给予 10% 葡萄糖注射液 500mL，复方氨基酸注射液 500mL。以上均静脉滴注，每天 1 次，7 天为 1 个疗程，共 3 个疗程。结果发现观察组改善体重增长、宫高增长及腹围增长、双顶径增加值、股骨

续表

长增加值、新生儿出生体重疗效均优于同孕周对照组

郭文[4]在《复方丹参治疗胎儿生长受限疗效观察及护理》中指出，将确诊为胎儿生长受限的孕妇 47 例，随机分为两组：对照组在常规侧卧位、加强营养、吸氧基础上给予复方氨基酸注射液 500mL，静脉点滴；治疗组联合应用复方丹参注射液 16mL 加 5% 葡萄糖注射液 500mL 静脉点滴，每日 1 次，连用 14 天为 1 个疗程。结果观察发现：治疗组改善宫高、腹围增长值、胎儿双顶径（BPD）、股骨长（FL）、头围（HC）、腹围（AC）增长值均优于对照组

钟湘平[5]在《硫酸镁与丹参在胎儿生长受限中的疗效分析》中指出，将确诊为胎儿生长受限的孕妇 110 例，随机分为两组，观察组静脉滴注 4g 丹参注射液、250mL 5% 葡糖糖注射液和 500mL 复方氨基酸，1 次/天，连续治疗 7~14 天。对照组静脉滴注 30mL 浓度为 25% 硫酸镁，500mL 10% 葡萄糖注射液和 500mL 复方氨基酸，1 次/天，连续治疗 7~14 天。结果观察发现观察组对改善患者的宫高、腹围增大值、胎儿头围、股骨长、双顶径、体重等增长值、脐动脉血流量 S/D、新生儿出生体重、胎盘重量的改善均优于对照组

纪秀娟[6]在《胎儿生长受限治疗的临床研究》中指出，将确诊为胎儿生长受限的孕妇 48 例，随机分为两组：观察组给予丹参 20mL 加入 5% 葡萄糖 250mL 和复方氨基酸注射液 500mL 静脉滴注，每日 1 次；对照组给予复方氨基酸注射 500mL 静脉滴注，每日 1 次。两组均以 10 天为 1 个疗程，间隔 1 周后，可再继续下一疗程。结果观察发现：观察组降低胎儿脐动脉 S/D 值与增加新生儿体重的疗效均优于对照组

	针对于 RCT 的 Cochrane 风险偏倚评估工具						
文献	①	②	③	④	⑤	⑥	⑦
[1]	不清楚	不清楚	不清楚	不清楚	不清楚	不清楚	不清楚
[2]	不清楚	不清楚	不清楚	不清楚	不清楚	不清楚	不清楚
[3]	不清楚	不清楚	不清楚	不清楚	不清楚	不清楚	不清楚
[4]	不清楚	不清楚	不清楚	不清楚	不清楚	不清楚	不清楚
[5]	不清楚	不清楚	不清楚	不清楚	不清楚	不清楚	不清楚
[6]	不清楚	不清楚	不清楚	不清楚	不清楚	不清楚	不清楚

文献方法学质量评价

注：①随机序列产生；②分配隐藏；③对研究者和受试者施盲；④研究结果盲法评价；⑤结果数据的完整性；⑥选择性报告研究结果；⑦其他偏倚来源。每个条目按照是、否、不清楚判定

循证评价证据级别　Ⅱa

推荐等级与意见　B 级

续表

参考文献	[1] 付艳艳. 丹参配合复方氨基酸治疗胎儿生长受限的临床分析. 中国当代医药, 2012 (20): 140 – 141. [2] 陈素芳. 丹参治疗胎儿生长受限的疗效分析. 生物技术世界, 2015 (4): 64. [3] 李春芳. 丹参注射液配合复方氨基酸治疗胎儿生长受限的探讨. 中国中西医结合杂志, 2009 (1): 68 – 71. [4] 郭文. 复方丹参治疗胎儿生长受限疗效观察及护理. 当代医学, 2011 (11): 121 – 122. [5] 钟湘平. 硫酸镁与丹参在胎儿生长受限中的疗效分析. 中外医学研究, 2014 (13): 51 – 52. [6] 纪秀娟. 胎儿生长受限治疗的临床研究. 中国优生与遗传杂志, 2010 (4): 89 – 90.
产品说明书	【功能主治】活血化瘀, 通脉养心。用于冠心病胸闷, 心绞痛 【用法用量】肌内注射, 一次 2 ~ 4mL, 一日 1 ~ 2 次; 静脉注射, 一次 4mL (用 50% 葡萄糖注射液 20mL 稀释后使用), 一日 1 ~ 2 次; 静脉滴注, 一次 10 ~ 20mL (用 5% 葡萄糖注射液 100 ~ 500mL 稀释后使用), 一日 1 次。或遵医嘱 【规　格】每支装 10mL 【禁　忌】 1. 对本类药物过敏或有严重不良反应病史者禁用。 2. 新生儿、婴幼儿、孕妇禁用。 3. 有出血倾向者禁用 【注意事项】 1. 本品不良反应可见严重过敏反应 (包括过敏性休克), 应在有抢救条件的医疗机构使用, 使用者应接受过相关抢救培训, 用药后出现过敏反应或其他严重不良反应须立即停药并及时救治 2. 严格掌握功能主治、辨证用药。严格按照药品说明书规定的功能主治使用, 禁止超功能主治用药 3. 严格掌握用法用量。按照药品说明书推荐剂量及要求用药, 严格控制滴注速度和用药剂量。尤其注意不超剂量、过快滴注和长期连续用药 4. 严禁混合配伍, 谨慎联合用药。本品应单独使用, 禁忌与其他药品混合配伍使用。如确需联合使用其他药品时, 应谨慎考虑与本品的间隔时间以及药物相互作用等问题, 输注两种药物之间须以适量稀释液对输液管道进行冲洗 5. 用药前应仔细询问患者情况、用药史和过敏史。过敏体质者、对有其他药物过敏史者、肝肾功能异常患者、老人等特殊人群以及初次使用中药注射剂的患者应慎重使用, 如确需使用, 应加强监测 6. 加强用药监护。用药过程中, 应密切观察用药反应, 特别是开始 30 分钟, 发现异常, 立即停药, 积极救治 7. 本品不宜与中药藜芦及其制剂同时使用

续表

	8. 本品为纯中药制剂，保存不当可能会影响质量，若发现溶液出现混浊、沉淀、变色、漏气或瓶身细微破裂者，均不能使用
	【药物相互作用】尚无本品与其他药物相互作用的信息
	【药学提示】无
不良反应文献报道	丹参注射液治疗胎儿生长受限偶见过敏反应，对长期连续使用的患者，也要警惕出血不良反应，对于本身有出血症状的患者更需慎用 【参考文献】 [1] 王之羽. 302 例丹参注射液临床不良反应分析. 中国药房，2010 (32)：3035 - 3037.

2　血府逐瘀胶囊（Xuefuzhuyu Jiaonang）用于原发性痛经的治疗

超药品说明书使用类型	□给药剂量、频率　□适用人群　■适应证　□给药途径　□疗程
超药品说明书适应证	原发性痛经
超药品说明书使用证据类型	□治疗指南　□临床路径　□专著、教材　□系统评价或 Meta 分析 □专家共识　■随机对照的临床研究　■非随机干预性研究（队列研究，病例对照研究）　■病例报告　□中医名家临证经验
中医辩证证候分型	气滞血瘀型：此类患者可表现为经前或经期小腹胀痛、拒按、经量少、或行经不畅，经色紫黯有块，血块排出后痛减，伴胸胁乳房胀痛，舌质黯或有瘀点，脉弦或弦滑
证据说明	李艳荣[1]在《血府逐瘀胶囊治疗原发性痛经 100 例》中指出，将 100 例确诊为痛经的患者根据证型分为气滞血瘀组和寒凝气滞组，全部给予口服血府逐瘀胶囊治疗（每次 6 粒，每日 2 次，连服 7 天为 1 个疗程），服药期间不加服任何镇痛药物。两组患者均连续服用 3 个月经周期（3 个疗程）。结果发现在痛经疗效方面，总有效率可达 98%。进行证型间疗效比较，疗效以气滞血瘀证显著优于寒凝气滞证 吕伟霞等[2]在《原发性痛经临床治疗观察》中指出，将 70 例确诊为原发性痛经的患者随机分为两组，观察组给予口服血府逐瘀胶囊，2.4g/次，2 次/天，连续 3~5 天，连续 3 个月经周期为 1 个疗程；对照组用布洛芬缓释胶囊，月经来潮即开始服药，0.2g 口服，2 次/天，连服 2~3 天。结果发现观察组（口服血府逐瘀胶囊的患者）疗效优于对照组 蒙文炳[3]在《血府逐瘀胶囊治疗原发性痛经 40 例分析》中，随机选择门诊患者 40 例，于月经前 7 天开始服用血府逐瘀胶囊，每次 6 粒，每日 2 次，连续服用至月经干净。每个月经周期为 1 个疗程。本研究显示 40 例患者经 1~3 疗程治疗，治愈 35 例（87.5%），有效 3 例（7.5%），无效 2 例（5.0%），总有效率 95%。<18 岁者全部治愈；18~25 岁者治愈 23 例，有效 2 例；>25 岁者治愈 2 例，有效 1 例，无效 2 例。本组病人 2 例无效者病程均在 5 年以上。治疗后 3 个月对全部病例随访，治愈者均无复发。表明应用血府逐瘀胶囊痛经，可标本兼治，改善子宫的血液循环，疗效较好

续表

文献方法学质量评价	针对于 RCT 的 Cochrane 风险偏倚评估工具						
	文献	①	②	③	④	⑤	⑥	⑦
	[2]	不清楚	不清楚	不清楚	不清楚	不清楚	不清楚	不清楚
	注：①随机序列产生；②分配隐藏；③对研究者和受试者施盲；④研究结果盲法评价；⑤结果数据的完整性；⑥选择性报告研究结果；⑦其他偏倚来源。每个条目按照是、否、不清楚判定							

循证评价证据级别	[1] Ⅱb；[2] Ⅱa；[3] Ⅳ
推荐等级与意见	C 级
参考文献	[1] 李艳荣. 血府逐瘀胶囊治疗原发性痛经 100 例. 辽宁中医杂志，2004，31（10）：847. [2] 吕伟霞，梁喜娟，丁丽丽. 原发性痛经临床治疗观察. 中国现代药物应用，2013，7（4）：39 - 40. [3] 蒙文炳. 血府逐瘀胶囊治疗原发性痛经 40 例分析 [J]. 北京中医药，2005，24（4）：255 - 255.
产品说明书	【功能主治】活血祛瘀，行气止痛。用于气滞血瘀所致的胸痹、头痛日久、痛如针刺而有定处、内热烦闷、心悸失眠、急躁易怒
	【用法用量】口服：一次 6 粒，一日 2 次
	【规　　格】每粒装 0.4g
	【禁忌及注意事项】 1. 忌食辛冷食物 2. 孕妇禁用
	【药物相互作用】无
	【药学提示】无
不良反应文献报道	暂无相关报道

第十一章 儿科疾病

1 鼻渊舒口服液（Biyuanshu Koufuye）用于儿童鼻－鼻窦炎的治疗

超药品说明书使用类型	□给药剂量、频率 ■适用人群 □适应证 □给药途径 □疗程
超药品说明书适用人群	儿童
超药品说明书使用证据类型	□治疗指南 □临床路径 □专著、教材 □系统评价或 Meta 分析 □专家共识 ■随机对照的临床研究 □非随机干预性研究（队列研究，病例对照研究） □病例报告 □中医名家临证经验
中医辨证证候分型	风热犯肺型：证属肺气不足或脾气虚弱而致卫阳不固，运化失健，湿浊停聚。稽留不去，伏郁化热，致邪热熏灼黏膜，加之脾不健运或肺气虚寒而发病。日久化热，蚀及肌膜成脓。则见鼻流浊涕；涕多阻塞鼻窍，则见头痛头昏嗅觉障碍
证据说明	黄志刚[1]在《鼻渊舒口服液治疗儿童鼻窦炎疗效观察》中指出，将297例确诊为鼻窦炎的患儿随机分为两组，观察组口服鼻渊舒口服液（10mL/次，10岁以下每天2次，10岁以上每天3次，7天为1个疗程，治疗3疗程）；对照组口服克拉霉素冲剂（根据体重计算，每次0.125~0.25g，每天2次，7天为1个疗程，治疗3个疗程）；治疗期间，两组均停用其他药物，每周复查1次，并追踪观察6个月，以观察其远期疗效。结果发现观察组疗效优于对照组 姚红兵等[2]在《鼻渊舒口服液治疗儿童慢性鼻、鼻窦炎800例》中指出，将1568例确诊为慢性鼻、鼻窦炎的患儿随机分为两组，观察组给予口服鼻渊舒口服液（10mL/次，3次/天，14天为1个疗程）；对照组口服阿莫西林/克拉维酸钾2周；两组均配合鼻腔喷雾达芬霖2次/天，口服氯雷他啶及占诺通，治疗2周后停药，随访3个月后评定疗效。结果发现观察组疗效优于对照组 赵立军等[3]在《鼻渊舒口服液治疗儿童慢性鼻－鼻窦炎的疗效观察》中指出，将160例确诊为慢性鼻－鼻窦炎的患儿随机分为两组，观察组口服鼻渊舒口服液（10mL/次，6~9岁2次/天，9~12岁3次/天）；对照组口服鼻炎片（6~9岁儿童，2片/次，3次/天；9~l2岁儿童，3片/次，3次/天）；两组均3周为1个疗程，连续服用6周后停药，随诊3个月后评定疗效。结果发现鼻渊舒组显效率及总有效率均明显高于对照组 王彦君等[4]在《鼻渊舒口服液治疗儿童慢性鼻窦炎220例临床观察》中指出，将220例确诊为慢性鼻窦炎的患儿随机分为两组，对照组予鼻窦负压置换，0.5%麻黄素喷鼻，口服抗生素艾克尔（阿莫西林＋克拉维加酸），每天20mg/kg。观察组在对照组的治疗基础上，口服鼻渊舒口服液（10mL/次，

3~7 岁 2 次/天，8~12 岁 3 次/天）；两组均 2 周为 1 个疗程，连续 2~4 个疗程，完成 4~6 个月的随访。结果发现治疗组（鼻渊舒组）症状及体征的改善情况均优于对照组，在治疗过程中无不良反应

董韶昱等[5]在《鼻渊舒口服液治疗儿童慢性鼻窦炎的临床观察》中指出，将 207 例确诊为慢性鼻窦炎的患儿随机分为两组，观察组口服鼻渊舒口服液（10mL/次，3 次/天）；对照组口服藿胆丸（3~6g/次，3 次/天）；两组均 1 周为 1 个疗程，连续 4 个疗程，每周复查 1 次，并追踪观察半年。结果发现观察组总有效率优于对照组

范文汉[6]在《鼻渊舒口服液治疗儿童慢性鼻窦炎疗效观察》中指出，将 165 例确诊为慢性鼻窦炎的患儿随机分为两组，观察组口服鼻渊舒口服液（10mL/次，2 次/天，配合辅舒良或伯纳克喷鼻）；对照组口服治疗鼻炎及鼻窦炎的片剂（2 片/次，2 次/天，配合减充血剂滴鼻）；两组均 10 天为 1 个疗程，连续 3 个疗程，随访 3 个月。结果发现观察组疗效优于对照组

张清元等[7]在《鼻渊舒口服液治疗儿童慢性鼻炎、鼻窦炎的临床观察》中指出，将 200 例确诊为慢性鼻、鼻窦炎的患儿随机分为两组，观察组给予口服鼻渊舒口服液（1 支/次，2 次/天）；对照组口服抗生素、鼻炎片、扑尔敏等抗过敏药物，两组均鼻腔局部点用复方新福林滴鼻液，连续治疗 2~4 周。结果发现，治疗组总有效率优于对照组

王淑芬等[8]在《鼻渊舒口服液治疗小儿慢性鼻窦炎的疗效观察》中指出，将 160 例确诊为慢性鼻窦炎的患儿随机分为两组，观察组口服鼻渊舒口服液（10mL/次，4~7 岁 2 次/天，8~12 岁 3 次/天）；对照组口服大环内酯类药物 1 周，同时鼻腔滴入 0.5% 呋喃西林麻黄素和 0.5% 链霉素，3 次/天；两组均 3 周为 1 个疗程，连续 2 疗程，随访 3 个月后评定疗效。结果发现观察组疗效优于对照组

张淑兰[9]在《鼻渊舒口服液治疗小儿慢性鼻窦炎的疗效观察》中指出，将 120 例确诊为慢性鼻窦炎的患儿随机分为两组，观察组口服鼻渊舒口服液（3~5 岁儿童，5mL/次，2 次/天，5~12 岁儿童，10mL/次，2 次/天）；对照组口服鼻炎丸（3g/次，3 次/天）；两组均 1 周为 1 个疗程，连续 6 疗程，随访 3 个月后评定疗效。结果发现观察组疗效优于对照组

邓燕飞等[10]在《鼻渊舒治疗小儿童慢性鼻窦炎 44 例临床观察》中指出，将 74 例确诊为慢性鼻窦炎的患儿随机分为两组，观察组口服鼻渊舒口服液（10mL/次，10 岁以下每天 2 次，10 岁以上每天 3 次）；对照组口服藿胆丸（按说明方法服）；两组均连服 6 天，第 7 天、第 14 天复诊，观察疗效。结果发现观察组改善症状及体征的总有效率均优于对照组，在治疗过程中经测查无不良反应

续表

	针对于 RCT 的 Cochrane 风险偏倚评估工具						
文献方法学质量评价	文献	①	②	③	④	⑤	⑥	⑦
	[1]	不清楚	不清楚	不清楚	不清楚	不清楚	不清楚	不清楚
	[2]	不清楚	不清楚	不清楚	不清楚	不清楚	不清楚	不清楚
	[3]	不清楚	不清楚	不清楚	不清楚	不清楚	不清楚	不清楚
	[4]	不清楚	不清楚	不清楚	不清楚	不清楚	不清楚	不清楚
	[5]	不清楚	不清楚	不清楚	不清楚	不清楚	不清楚	不清楚
	[6]	不清楚	不清楚	不清楚	不清楚	不清楚	不清楚	不清楚
	[7]	不清楚	不清楚	不清楚	不清楚	不清楚	不清楚	不清楚
	[8]	不清楚	不清楚	不清楚	不清楚	不清楚	不清楚	不清楚
	[9]	不清楚	不清楚	不清楚	不清楚	不清楚	不清楚	不清楚
	[10]	不清楚	不清楚	不清楚	不清楚	不清楚	不清楚	不清楚

注：①随机序列产生；②分配隐藏；③对研究者和受试者施盲；④研究结果盲法评价；⑤结果数据的完整性；⑥选择性报告研究结果；⑦其他偏倚来源。每个条目按照是、否、不清楚判定

循证评价证据级别	Ⅱa
推荐等级与意见	B 级

参考文献

[1] 黄志刚. 鼻渊舒口服液治疗儿童鼻窦炎疗效观察. 成都中医药大学学报，2004，27（2）：11-12.

[2] 姚红兵，杜小芳. 鼻渊舒口服液治疗儿童慢性鼻、鼻窦炎 800 例. 中国药业，2006，15（18）：59-60.

[3] 赵立军，王忠祥，王观远，等. 鼻渊舒口服液治疗儿童慢性鼻-鼻窦炎的疗效观察. 内蒙古民族大学学报，2010，16（2）：112-116.

[4] 王彦君，师洪，毕胜斌，等. 鼻渊舒口服液治疗儿童慢性鼻窦炎 220 例临床观察. 中国中西医结合耳鼻咽喉科杂志，2006，14（1）：56-58.

[5] 董韶昱，孙志强. 鼻渊舒口服液治疗儿童慢性鼻窦炎的临床观察. 光明中医，2006，21（6）：25-26.

[6] 范文汉. 鼻渊舒口服液治疗儿童慢性鼻窦炎疗效观察. 第三军医大学学报，2003，25（23）：2152-2153.

[7] 张清元，何源萍，曾旭东，等. 鼻渊舒口服液治疗儿童慢性鼻炎、鼻窦炎的临床观察. 时珍国医国药，2006，17（4）：625-626.

[8] 王淑芬，徐忠强，王智楠. 鼻渊舒口服液治疗小儿慢性鼻窦炎的疗效观察. 药物临床应用，2003，17（11）：703.

[9] 张淑兰. 鼻渊舒口服液治疗小儿慢性鼻窦炎的疗效观察. 成都中医药大学学报，2004，27（4）：21-22.

[10] 邓燕飞，周冬妮. 鼻渊舒治疗小儿童慢性鼻窦炎 44 例临床观察. 中成药，2000，22（5）：387.

续表

产品说明书	【功能主治】疏风散热，祛湿通窍。用于鼻炎、鼻窦炎属肺经风热及胆腑郁热证者
	【用法用量】口服。一次 10mL，一日 2～3 次，7 日为 1 个疗程
	【规　　格】每支装 10mL（无糖型）
	【禁忌及注意事项】尚不明确
	【药物相互作用】无
	【药学提示】无
不良反应文献报道	鼻渊舒口服液治疗儿童鼻–鼻窦炎的不良反应类型有厌食、腹胀、恶心【参考文献】 [1] 袁晓阳. 鼻渊舒口服液治疗儿童慢性鼻窦炎临床观察. 中国中西医结合耳鼻咽喉科杂志，2006，14（3）：200 – 201.

2　槐杞黄颗粒（Huaiqihuang Keli）用于婴幼儿哮喘的治疗

超药品说明书使用类型	□给药剂量、频率　□适用人群　■适应证　□给药途径　□疗程
超药品说明书适应证	婴幼儿哮喘
超药品说明书使用证据类型	□治疗指南　□临床路径　□专著、教材　□系统评价或 Meta 分析 □专家共识　■随机对照的临床研究　□非随机干预性研究（队列研究，病例对照研究）　□病例报告　□中医名家临证经验
中医辨证证候分型	气阴两虚证：此类患者可表现为神疲乏力，口干气短，易出汗，食欲不振，大便秘结，舌红少苔，脉细数
证据说明	王克明等[1]在《槐杞黄颗粒对婴幼儿哮喘的早期干预作用》中指出，将 60 例婴幼儿哮喘患儿随机分成 2 组，治疗组在常规治疗基础上加用槐杞黄颗粒；对照组急性期予以常规抗炎、平喘、支持和对症治疗，比较两组患儿治疗 3 个月后疗效。结果发现，治疗 3 个月后治疗组疗效明显优于对照组，痰中炎症细胞数少于对照组，IL – 12、IFN – γ 水平增高，IL – 4 水平降低 李想等[2]在《槐杞黄颗粒辅助治疗儿童哮喘的随机对照多中心临床研究》中采用随机、多中心平行对照临床试验方法。收集 1128 例哮喘患儿，随机分为两组。观察组患儿采用 GINA 方案联合口服槐杞黄颗粒治疗，GINA 方案治疗组患儿按 GINA 方案治疗。分别于用药后的第 1 个月、3 个月 6 个月进行临床评价及 C – ACT 评分。临床评价指标为上呼吸道感染次数、支气管炎和肺炎发生次数、喘息发作次数、应用急救药次数、因喘息住院次数。比较两组的药物不良反应发生情况。结果用药后的第 1 个月、3 个月、6 个月，观察组较 GINA 方案治疗组上呼吸道感染发生次数、支气管炎和肺炎发生次数及喘息发作次数均明显减少（$P < 0.05$），C – ACT 评分均明显升高（$P < 0.05$）。与药物相关的不良反应 16 例（轻度腹泻），其中观察组 7 例（1.15%），GINA 方案治疗组 9 例（1.73%），组间差异无统计学意义（$P > 0.05$）。结论：GINA 方案联合口服槐杞黄颗粒治疗哮喘患儿，能明显少其呼吸道感染及喘息发作的次数，可显著改善临床疗效，更好地达到哮喘控制的目标，且安全性好

续表

文献方法学质量评价	针对于 RCT 的 Cochrane 风险偏倚评估工具						
	文献	①	②	③	④	⑤	⑥	⑦
	[1]	不清楚	不清楚	不清楚	不清楚	不清楚	不清楚	不清楚
	[2]	是	不清楚	不清楚	不清楚	不清楚	不清楚	不清楚
	注：①随机序列产生；②分配隐藏；③对研究者和受试者施盲；④研究结果盲法评价；⑤结果数据的完整性；⑥选择性报告研究结果；⑦其他偏倚来源。每个条目按照是、否、不清楚判定							
循证评价证据级别	Ⅱa							
推荐等级与意见	B 级							
参考文献	[1] 王克明，王桂兰. 槐杞黄颗粒对婴幼儿哮喘的早期干预作用. 临床儿科杂志，2008，26（10）：896 – 898. [2] 李想，尚云晓，成焕吉，等. 槐杞黄颗粒辅助治疗儿童哮喘的随机对照多中心临床研究. 国际儿科学杂志，2016，43（2）：145 – 148.							
产品说明书	【功能主治】益气养阴，本品适用于气阴两虚引起的儿童体质虚弱，反复感冒或老年人病后体虚，头晕，头昏，神疲乏力，口干气短，心悸，易出汗，食欲缺乏，大便秘结							
	【用法用量】开水冲服。成人每次 1~2 袋，一日 2 次；儿童：1~3 周岁一次半袋，一日 2 次，3~12 岁一次 1 袋，一日 2 次							
	【规　　格】每袋装 10g							
	【禁忌及注意事项】 1. 忌辛辣、生冷、油腻食物 2. 感冒发热患者不宜服用 3. 本品宜饭前服用 4. 高血压、心脏病、肝病、肾病等慢性病患者应在医师指导下服用 5. 服药 2 周症状无缓解，应去医院就诊 6. 孕妇应在医师指导下服用 7. 对本品过敏者禁用，过敏体质者慎用 8. 本品性状发生改变时禁止使用 9. 儿童必须在成人监护下使用 10. 请将本品放在儿童不能接触的地方 11. 如正在使用其他药品，使用本品前请咨询医师或药师							
	【药物相互作用】无							
	【药学提示】中医会诊后使用							
不良反应文献报道	暂无相关报道							

3　黄芪颗粒（Huangqi Keli）用于小儿原发性肾病综合征的治疗

超药品说明书使用类型	□给药剂量、频率　□适用人群　■适应证　□给药途径　□疗程
超药品说明书适应证	小儿原发性肾病综合征
超药品说明书使用证据类型	□治疗指南　□临床路径　□专著、教材　■系统评价或 Meta 分析 □专家共识　■随机对照的临床研究　□非随机干预性研究（队列研究，病例对照研究）　□病例报告　□中医名家临证经验
中医辨证证候分型	证属"水肿""虚劳""腰痛"
证据说明	叶红等[1]在《黄芪颗粒对原发性肾病综合征患儿性激素的影响》中指出，将 40 例原发性肾病综合征患儿随机分为黄芪组和对照组各 20 例。对照组采用强的松［1.5～2mg/（kg·d），≤60mg/天］，分 3 次口服，并定期规律减量，疗程 6 个月，辅助扩容、利尿、抗凝及抗感染等对症支持治疗。黄芪组在对照组的基础上给予黄芪颗粒，<3 岁 1/2 包/次，≥3 岁 1 包/次，2 次/天。结果发现糖皮质激素及免疫抑制剂可导致 PNS 小儿的性激素分泌异常，对垂体－性腺轴有一定抑制作用，而中药黄芪 HPA 轴的抑制状态具有调节作用 叶红等[2]在《黄芪联合标准方案治疗小儿原发性肾病综合征随机平行对照研究》中指出，将 100 例住院患者使用随机平行对照方法分为两组。对照组 50 例，采用强的松［1.5～2mg/（kg·d），≤60mg/天］，分 3 次口服，并定期规律减量；辅助扩容、利尿、抗凝及抗感染等对症支持治疗。治疗组 50 例黄芪颗粒，<3 岁 0.5 包/次；≥3 岁，1 包/次，2 次/天；西药治疗同对照组。两组均连续治疗 6 个月为 1 个疗程。结果发现治疗组疗效优于对照组，水肿消退时间及尿蛋白转阴时间治疗组优于对照组 杨协清[3]在《黄芪颗粒联合激素对原发性肾病综合征患儿血尿白介素的影响》中指出，将 84 例原发性肾病综合征患儿随机分为治疗组和对照组各 42 例，对照组予常规治疗，治疗组加用黄芪颗粒，12 周为 1 个疗程，连用 2 疗程。结果发现黄芪颗粒具有减少原发性肾病综合征患儿血清及尿液中白介素的作用，能延缓病程进展 戴宇文等[4]在《黄芪颗粒对儿童单纯性肾病综合征治疗作用的研究》中指出，将 94 例单纯性肾病综合征患儿随机分两组，治疗组 49 例予以糖皮质激素加黄芪颗粒，对照组 45 例予以糖皮质激素治疗。结果显示肾病综合征患儿除糖皮质激素加用黄芪颗粒可以加快尿蛋白转阴，减少复发 刘春等[5]在《黄芪颗粒治疗原发性肾病综合征的疗效观察》中指出，对 39 例病理改变为轻度系膜增生性肾小球肾炎的肾病综合征患者，随机分为 2 组，对照组（21 例）用激素（泼尼松）＋蒙诺治疗，实验组（18 例）用激素（泼尼松）＋血管紧张素转换酶抑制剂＋黄芪颗粒治疗。结果显示黄芪颗粒辅助激素治疗原发性肾病综合征能有效降低尿蛋白，增加血浆白蛋白水平 周玲娟[6]在《黄芪联合西药治疗儿童原发性肾病综合征系统评价》中指出，通过对黄芪联合西药治疗儿童原发性肾病综合征文献进行系统评价，采用 Jadad 评分标准进行评定，以 Meta 分析软件对临床总有效率、复发率、尿液检查以及血液生化指标等进行统计分析。初检符合纳入标准的随

续表

	机对照试验20篇，其中，黄芪中药煎剂2篇，黄芪口服液3篇，黄芪颗粒4篇，黄芪注射液11篇。经 Meta 分析，结果显示：①黄芪联合西药在降低蛋白尿及血浆胆固醇、提高总有效率、增加血浆白蛋白、减少复发等方面疗效优于单纯西药治疗，其中以黄芪注射液为著；②黄芪口服液联合西药能够提高血浆白蛋白；③黄芪中药煎剂、黄芪颗粒联合西药治疗的文献较少，尚无法得出肯定结论。结论：黄芪联合西药治疗儿童原发性肾病综合征，可以降低蛋白尿及血浆胆固醇、提高总有效率、增加血浆白蛋白、减少复发率。其中，黄芪注射液疗效最佳

文献方法学质量评价	针对于 RCT 的 Cochrane 风险偏倚评估工具						
	文献	①	②	③	④	⑤	⑥	⑦
	[1]	是	不清楚	不清楚	不清楚	不清楚	不清楚	不清楚
	[2]	是	不清楚	不清楚	不清楚	不清楚	不清楚	不清楚
	[3]	是	不清楚	不清楚	不清楚	不清楚	不清楚	不清楚
	[4]	是	是	不清楚	不清楚	不清楚	不清楚	不清楚
	[5]	是	不清楚	不清楚	不清楚	不清楚	不清楚	不清楚

注：①随机序列产生；②分配隐藏；③对研究者和受试者施盲；④研究结果盲法评价；⑤结果数据的完整性；⑥选择性报告研究结果；⑦其他偏倚来源。每个条目按照是、否、不清楚判定

循证评价证据级别	Ⅱb
推荐等级与意见	B 级

参考文献	[1] 叶红，钟伟恩，揭东英．黄芪颗粒对原发性肾病综合征患儿性激素的影响．现代诊断与治疗，2015，26（11）：2479－2481. [2] 叶红，钟伟恩，揭东英．黄芪联合标准方案治疗小儿原发性肾病综合征随机平行对照研究．实用中医内科杂志，2014，28（9）：25－27. [3] 杨协清．黄芪颗粒联合激素对原发性肾病综合征患儿血尿白介素的影响．中国药师，2013，16（8）：1202－1204. [4] 戴宇文，傅海东，刘爱民，等．黄芪颗粒对儿童单纯性肾病综合征治疗作用的研究．庆祝浙江省中西医结合学会成立三十周年论文集粹．2011：90－93. [5] 刘春，杨晓萍，李莹屏，等．黄芪颗粒治疗原发性肾病综合征的疗效观察．农垦医学，2009，31（5）：407－409. [6] 周玲娟．黄芪联合西药治疗儿童原发性肾病综合征系统评价．山东中医药大学，2009.

产品说明书	【功能主治】补气固表，利尿，托毒排脓，生肌。用于气短心悸，虚脱，自汗，体虚水肿，慢性肾炎，久泻，脱肛，子宫脱垂，痈疽难溃，疮口久不愈合
	【用法用量】开水冲服，一次4g（1袋），一日2次
	【规　　格】每袋装4g

	【禁忌及注意事项】 1. 对本品过敏者禁用 2. 感冒发热患者不宜服用 3. 本品宜饭前服用
	【药物相互作用】尚不明确
	【药学提示】无
不良反应文献报道	暂无相关报道

4 藿香正气丸（Huoxiang Zhengqi Wan）用于过敏性紫癜的治疗

超药品说明书使用类型	□给药剂量、频率 □适用人群 ■适应证 □给药途径 □疗程
超药品说明书适应证	过敏性紫癜
超药品说明书使用证据类型	□治疗指南 ■临床路径 □专著、教材 □系统评价或 Meta 分析 □专家共识 □随机对照的临床研究 □非随机干预性研究（队列研究，病例对照研究） □病例报告 □中医名家临证经验
中医辨证证候分型	湿热蕴结型：此类患者表现为皮肤散在紫癜，伴有腹胀腹痛，或有关节肿痛，口黏口苦，头重身倦，大便黏滞，纳呆，甚则便血，舌红，苔黄腻，脉滑数
证据说明	国家中医药管理局医政司[1]2010 年颁布的《22 个专业 95 个病种中医诊疗方案》中，紫癜风（过敏性紫癜）辨证属湿热蕴结证者，藿香正气丸是推荐使用的中成药之一
文献方法学质量评价	无
循证评价证据级别	Ⅰa
推荐等级与意见	A 级
参考文献	[1] 国家中医药管理局医政司. 22 个专业 95 个病种中医诊疗方案. 2010：336.
产品说明书	【功能主治】解表化湿，理气和中。用于暑湿感冒，头痛身重胸闷、或恶寒发热，脘腹胀痛，呕吐泄泻
	【用法用量】口服，一次 8 丸，一日 3 次
	【规格】蜜丸：每丸重 9g；水丸：每瓶装 60g、120g，每袋装 6g、12g 等
	【禁忌及注意事项】 1. 对本品过敏者禁用，过敏体质者慎用 2. 有高血压、心脏病、肝病、糖尿病、肾病等慢性疾病，儿童、孕妇、哺乳期妇女、年老体弱及正在使用其他药品者，服用前应咨询医师或药师
	【药物相互作用】 1. 不宜与滋补性中药同时服用 2. 不宜与乳酶生、酵母菌等消化酶类药物同用

	【药学提示】 1. 服药期间忌烟、酒及辛辣、生冷、油腻食物，饮食宜清淡 2. 不宜长期服用
不良反应文献报道	据文献统计，使用藿香正气水有发生颜面或全身潮红、过敏性休克、戒酒硫样反应、发热、低血糖、抽搐、昏迷、烦躁不安、头痛、药疹、多汗、过敏性紫癜、胸闷、心率加快、心悸、恶心、呕吐、消化道出血、肝损害、呼吸困难等不良反应 【参考文献】 [1] 雷光远，雷招宝. 藿香正气水致不良反应/不良事件 101 例分析. 中成药，2012，34（11）：2268.

5　金振口服液（Jinzhen Koufuye）用于手足口病的治疗

超药品说明书使用类型	□给药剂量、频率　□适用人群　■适应证　□给药途径　□疗程
超药品说明书适应证	手足口病
超药品说明书使用证据类型	■治疗指南　□临床路径　□专著、教材　□系统评价或 Meta 分析 □专家共识　■随机对照的临床研究　□非随机干预性研究（队列研究，病例对照研究）　□病例报告　□中医名家临证经验
中医辨证证候分型	脾肺湿热证：手、足、口等部位出现丘疹、疱疹，发热或无发热，倦怠，流涎，咽痛，纳差，便秘，舌质淡红或红，苔腻，脉数，指纹红紫
证据说明	Liu 等[1] 在《金振口服液治疗手足口病的随机、双盲、安慰剂对照、多中心临床试验》中指出，由中国中医科学院中医临床基础医学研究所组织开展的金振口服液治疗疗儿童手足口病（普通型）临床试验共计完成手足口病（普通型）患儿入组 399 例，1∶1 随机纳入试验组和对照组，在对症治疗基础上，试验组使用金振口服液（1mL/kg，口服，每日 3 次），对照组使用金振口服液模拟剂，疗程 2~7 天，主要终点指标为 10 天内（包括 3 天随访期）口腔溃疡和手足疱疹消退时间以及体温复常时间；次要终点指标为症状改善状况及治疗失败率。结果发现金振口服液显著缩短症状消退和体温复常时间，口腔溃疡及皮疹/疱疹消退时间与对照组比较显著缩短（风险值下降 24%），体温复常时间缩短 11h（风险值降低 32%），明显缩短症状消失时间，显著降低治疗失败率 中医药医政医管[2]《中医药治疗手足口病临床技术指南（2012 年版）》中手足口病普通型：脾肺湿热证，临床表现：手、足、口等部位出现丘疹、疱疹，发热或无发热，倦怠，流涎，咽痛，纳差，便秘，舌质淡红或红，苔腻，脉数，指纹红紫。治法：清热解毒，化湿透邪，中成药可采用金振口服液

续表

文献方法学质量评价	针对于 RCT 的 Cochrane 风险偏倚评估工具						
	文献	①	②	③	④	⑤	⑥	⑦
	[1]	是	是	是	是	是	否	否
	注：①随机序列产生；②分配隐藏；③对研究者和受试者施盲；④研究结果盲法评价；⑤结果数据的完整性；⑥选择性报告研究结果；⑦其他偏倚来源。每个条目按照是、否、不清楚判定						

循证评价证据级别	Ⅰa
推荐等级与意见	A 级

参考文献	[1] Liu J, ZhangGL, Huang GQ. Therapeutic effect of Jinzhen Oral Liquid for hand foot and mouth disease：A randomized, multi－center, double－blind, placebo－controlledtrial. PLoS ONE, 2014（4）：e94466. [2] 中医药医政医管. 中医药治疗手足口病临床技术指南（2012 年版）. 浙江中西医结合杂志，2012（9）：750－750.

产品说明书	【功能主治】清热解毒，祛痰止咳。用于小儿急性支气管炎符合痰热咳嗽者，表现为发热、咳嗽、咳吐黄痰、咳吐不爽、舌质红、苔黄腻等
	【用法用量】口服。6 个月～1 岁，一次 5mL，一日 3 次；2～3 岁，一次 10mL，一日 2 次；4～7 岁，一次 10mL，一日 3 次；8～14 岁，一次 15mL，一日 3 次。疗程 5～7 天，或遵医嘱
	【规　　格】每支装 10mL
	【不良反应】偶见用药后便溏，停药后即可复常
	【禁忌证及注意事项】 1. 风寒咳嗽或体虚久咳者忌服 2. 忌辛辣、生冷、油腻食物 3. 不宜在服药期间同时服用滋补性中药 4. 脾胃虚弱，大便稀溏者慎用 5. 婴儿及糖尿病患儿应在医师指导下服用 6. 风寒闭肺、内伤久咳者不适用 7. 发热体温超过 38.5℃的患者，应去医院就诊 8. 服药 3 天症状无缓解，应去医院就诊 9. 对该药品过敏者禁用，过敏体质者慎用 10. 该药品性状发生改变时禁止使用 11. 儿童必须在成人监护下使用 12. 请将该药品放在儿童不能接触的地方 13. 如正在使用其他药品，使用该药品前请咨询医师或药师
	【药物相互作用】如与其他药物同时使用可能会发生药物相互作用，详情请咨询医师或药师
	【药学提示】无

不良反应文献报道	暂无相关报道

6　蓝芩口服液（Lanqin Koufuye）用于小儿上呼吸道感染的治疗

超药品说明书使用类型	□给药剂量、频率　□适用人群　■适应证　□给药途径　□疗程
超药品说明书适应证	上呼吸道感染
超药品说明书使用证据类型	□治疗指南　□临床路径　□专著、教材　■系统评价或 Meta 分析 □专家共识　□随机对照的临床研究　□非随机干预性研究（队列研究，病例对照研究）　□病例报告　□中医名家临证经验
中医辨证证候分型	风热犯表证：发热明显，微恶风寒，少汗，头胀痛，鼻塞，或流黄涕，口渴，咽红且痛，咳嗽，吐黄痰或白黏痰，舌边尖红，苔薄白而干或微黄，脉浮数
证据说明	张捷等[1] 在《蓝芩口服液治疗小儿上呼吸道感染有效性的 Meta 分析》中指出，从 EMBase、PubMed、中文科技期刊全文数据库（VIP）、万方科技数据库、中国生物医学文献数据库（CBM）、中国期刊全文数据库（CNKI）中，检索建库至 2014 年 8 月发表的关于蓝芩口服液治疗小儿上呼吸道感染的随机对照试验文献，进行 Meta 分析，结果共纳入 9 篇文献，9 篇文献中治疗均为单用蓝芩口服液治疗，对照组为其他抗病毒药物常规治疗。共纳入 1232 例患者，其中治疗组 642 例，对照组 590 例，年龄 6 个月至 12 岁。Meta 分析结果显示，蓝芩口服液治疗组有效率优于对照组（$RR=1.27$，$95\% CI\ 1.19\sim1.36$，$P<0.01$）。结论：基于现有临床证据，蓝芩口服液治疗小儿上呼吸道感染疗效优于其他抗病毒药物治疗
文献方法学质量评价	针对于系统评价的方法学质量评价工具 – AMSTAR 量表 文献　①　②　③　④　⑤　⑥　⑦　⑧　⑨　⑩　⑪ ［1］　否　不清楚　是　否　否　是　是　否　是　是　否 注：①是否提供了前期设计方案；②纳入研究的选择和数据提取是否具有可重复性；③是否实施广泛全面的文献检索；④发表情况是否已考虑在纳入标准中，如灰色文献；⑤是否提供了纳入和排除的研究文献清单；⑥是否描述纳入研究的特征；⑦是否评价和报道纳入研究的科学；⑧纳入研究的科学性是否恰当地运用在结论的推导上；⑨合成纳入研究结果的方法是否恰当；⑩是否评估了发表偏倚的可能性；⑪是否说明相关利益冲突。每个条目按照是、否、不清楚、不适当判定
循证评价证据级别	Ⅰa
推荐等级与意见	A 级
参考文献	［1］张捷，郭宏举，史宁，等．蓝芩口服液治疗小儿上呼吸道感染有效性的 Meta 分析．北京中医药，2015，34（11）：863 – 866.
产品说明书	【功能主治】清热解毒，利咽消肿。用于急性咽炎、肺胃实热证所致的咽痛、咽干、咽部灼热
	【用法用量】口服。一次 20mL（2 支），一日 3 次
	【规　　格】每支装 10mL
	【禁忌及注意事项】尚不明确

续表

	【药物相互作用】 如与其他药物同时使用可能会发生药物相互作用，详情请咨询医师或药师
	【药学提示】暂无相关报道
不良反应文献报道	未发现明显不良反应 【参考文献】 [1] 秦黎. 蓝芩口服液治疗小儿急性上呼吸道感染的疗效及安全性观察. 云南医药，2013，34（4）：326-327.

7　热毒宁注射液（Reduning Zhusheye）用于手足口病的治疗

超药品说明书使用类型	□给药剂量、频率　□适用人群■适应证　□给药途径　□疗程
超药品说明书适应证	手足口病
超药品说明书使用证据类型	■治疗指南　□临床路径　□专著、教材　□系统评价或 Meta 分析 □专家共识　■随机对照的临床研究　□非随机干预性研究（队列研究，病例对照研究）　□病例报告　□中医名家临证经验
中医辨证证候分型	湿热郁蒸证（普通型）：高热，疹色不泽，精神萎顿，口腔溃疡，舌红或绛少津，苔黄腻，脉细数，指纹紫暗 毒热动风证（重症）：高热不退，嗜睡，易惊，呕吐，肌肉瞤动，或见肢体痿软、无力，甚则昏矇，舌暗红或红绛，苔黄腻或黄燥，脉弦细数，指纹紫滞
证据说明	慕永平[1] 在《热毒宁注射液治疗儿童手足口病的随机对照研究》中指出，将 76 例临床诊断为手足口病患儿采用中央随机方法分为 3 组：西药组 24 例，热毒宁注射液组 26 例，西药加热毒宁注射液组（简称综合组）26 例。西药组采用利巴韦林注射液（按体重每天 7.5mg/kg，用生理盐水或 5% 葡萄糖注射液 100mL 稀释后静脉缓慢滴注，每天 1 次）或抗生素治疗；热毒宁注射液组采用热毒宁注射液治疗，1~5 岁，0.5mL/kg，1 次/天，以 5% 葡萄糖注射液或生理盐水 100mL 稀释后静脉缓慢滴注，6~10 岁，10mL/次，1 次/天，以 5% 葡萄糖注射液或生理盐水 100mL 稀释后静脉缓慢滴注，11~13 岁，15mL/次，1 次/天，以 5% 葡萄糖注射液或生理盐水 250mL 稀释后静脉缓慢滴注；综合组采用热毒宁注射液联合利巴韦林注射液或抗生素治疗（用法用量同热毒宁注射液组和西药组）。三组疗程均为 3~7 天，治疗结束后随访 3 天。结果显示热毒宁注射液组退热起效时间、体温复常时间、皮疹消失时间分别为 0.97h、6.39h、103.58h，西药组为 16.76h、25.06h、115.76h，综合组与热毒宁组相仿，热毒宁注射液组和综合组均显著优于西药组。表明热毒宁注射液可以显著缩短退热起效时间和体温恢复正常时间，具有缩短皮疹消退时间的趋势，对于手足口病普通型伴发热患儿具有较理想的治疗作用 郭燕军[2] 在《热毒宁注射液治疗手足口病》中指出，将 656 例手足口病患儿随机分为治疗组和对照组，治疗组应用热毒宁注射液和利巴韦林针静脉滴注 1 次/天和常规治疗；对照组单用利巴韦林针，1 次/天和常规治疗。两组疗程均为 5 天，分别观察治疗效果。结果：治疗组总有效率 87.50%，

续表

对照组总有效率 70.73%；治愈时间：治疗组（3.6±0.7）天，对照组（6.7±0.8）天。治疗组总有效率和治愈时间都明显优于对照组。结论：热毒宁注射液治疗 HFMD 的总体疗效优于单用利巴韦林针治疗，具有明显缩短发热及疱疹愈合时间，减轻口腔疱疹疼痛，且治疗期间未见任何不良反应

李琴[3]在《热毒宁注射液治疗手足口病疗效观察》中指出，将 122 例手足口病患儿随机分为对照组和观察组各 61 例。观察组在常规治疗的基础上给予热毒宁注射液静脉滴注（0.5~0.8mL/kg，一日 1 次，溶入 5% 葡萄糖溶液 100mL 中静脉滴注），对照组在常规治疗的基础上给予利巴韦林注射液治疗（10~15mg/kg，分 2 次溶入 5% 的葡萄糖溶液 100mL 中静脉滴注），疗程 5 天，分别观察体温、口腔疱疹、手足皮疹愈合时间及副反应疗效判断标准：①治愈：体温正常，口腔疱疹愈合，手足疱疹干燥结痂无渗出液；②好转：体温有所下降，但不稳定，口腔疱疹明显好转，疼痛减轻，手足疱疹大部分结痂；③无效：仍反复发热，口腔疱疹较多，疼痛拒食，皮肤疱疹无减少。结果发现，观察组临床疗效总有效率为 93.4%，高于对照组 77.1%，差异有统计学意义（$P<0.05$）；观察组体温恢复正常时间、口腔疱疹愈合时间、手足疱疹愈合时间、总病程分别为 1.7 天、4.1 天、4.1 天、4.9 天，对照组分别为 3.2 天、5.8 天、6.1 天、6.5 天，观察组均优于对照组，差异有统计学意义（$P<0.01$）。表明在儿童手足口病的治疗中，热毒宁注射液可提高疗效，缩短病程，值得临床推广应用

卫生部办公厅组织手足口病临床专家组于 2010 年、2013 年研究制定印发的《手足口病诊疗指南（2010 年版）》和《手足口病诊疗指南（2013 年版）》中指出，对于出现手足口病症状的重症人群，出现高热不退，易惊，呕吐，肌肉瞤动，或见肢体痿软，甚则昏瞢，舌暗红或红绛，苔黄腻或黄燥，脉弦细数，指纹紫滞，中医诊断为毒热动风证，中医治疗可选用热毒宁注射剂[4-5]

文献方法学质量评价	针对于 RCT 的 Cochrane 风险偏倚评估工具						
	文献	①	②	③	④	⑤	⑥	⑦
	[1]	是	是	否	否	是	否	否
	[2]	是	是	否	否	是	否	否
	[3]	是	是	否	否	是	否	否

注：①随机序列产生；②分配隐藏；③对研究者和受试者施盲；④研究结果盲法评价；⑤结果数据的完整性；⑥选择性报告研究结果；⑦其他偏倚来源。每个条目按照是、否、不清楚判定

循证评价证据级别	Ⅰa
推荐等级与意见	A 级

续表

参考文献	[1] 慕永平. 热毒宁注射液治疗儿童手足口病的随机对照研究. 中国中西医结合杂志, 2011, 31 (9): 1209 - 1212. [2] 郭燕军. 热毒宁注射液治疗手足口病. 中国实用医刊, 2011, 38 (16): 108 - 109. [3] 李琴. 热毒宁注射液治疗手足口病疗效观察. 中国中西医结合儿, 2015, 7 (1): 58 - 59. [4] 卫生部办公厅. 手足口病诊疗指南 (2010 年版). 2010. [5] 卫生部办公厅. 手足口病诊疗指南 (2013 年版). 2013.
产品说明书	【功能主治】清热、疏风、解毒。用于外感风热所致感冒、咳嗽，症见高热、微恶风寒、头痛身痛、咳嗽、痰黄；上呼吸道感染、急性支气管炎见上述证候者
	【用法用量】静脉滴注。成人剂量：一次 20mL，以 5% 葡萄糖注射液或 0.9% 氯化钠注射液 250mL 稀释后使用，滴速为每分钟 30～60 滴，一日 1 次。上呼吸道感染患者疗程为 3 日，急性气管 - 支气管炎患者疗程为 5 日；或遵医嘱。儿童剂量：3～5 岁，最高剂量不超过 10mL，以 5% 葡萄糖注射液或 0.9% 氯化钠注射液 50～100mL 稀释后静脉滴注，滴速为每分钟 30～40 滴，一日 1 次；6～10 岁，一次 10mL，以 5% 葡萄糖注射液或 0.9% 氯化钠注射液 100～200mL 稀释后静脉滴注，滴速为每分钟 30～60 滴，一日 1 次；11～13 岁，一次 15mL，以 5% 葡萄糖注射液或 0.9% 氯化钠注射液 200～250mL 稀释后静脉滴注，滴速为每分钟 30～60 滴，一日 1 次；14～17 岁，一次 20mL，以 5% 葡萄糖注射液或 0.9% 氯化钠注射液 250mL 稀释后静脉滴注，滴速为每分钟 30～60 滴，一日 1 次；或遵医嘱
	【规　格】每支装 10mL
	【禁忌证】 1. 对本品过敏者禁用 2. 有药物过敏史者慎用 3. 孕妇、哺乳期妇女禁用
	【注意事项】 1. 用药前应仔细询问患者用药史和过敏史，对过敏体质者、有药物过敏者慎用。如出现过敏性休克或者其他严重不良反应须立即停药并及时救治 2. 严格掌握用法用量及疗程。按照药品说明书推荐剂量、滴速、疗程使用药品。不超剂量、滴速和长期连续用药 3. 药品稀释应严格按照说明书用法用量配制，配制浓度不低于 1∶4（药液∶溶媒），不得随意改变稀释液的种类、稀释浓度和稀释溶液用量。配药应坚持即配即用，不宜长时间放置 4. 加强用药监护。本品滴速过快可能导致头昏、胸闷和局部皮疹。用药过程中应缓慢滴注，同时密切观察用药反应，特别是开始 30min，如发现异常，应立即停药，采取积极措施救治患者 5. 本品不宜与其他药物在同一容器内混合使用，与青霉素类、氨基苷类和大环内酯类等药物配伍使用时可产生混浊或沉淀。谨慎联合用药，如

续表

确需要联合使用其他药品时，应考虑与中药注射剂的间隔时间以及药物相互作用等问题；如合并用药，在换药时需先用5%葡萄糖注射液或0.9%氯化钠注射液（50mL以上）冲洗输液管或更换新的输液器，并应保持一定的时间间隔，以免药物相互作用产生不良反应

6. 本品是纯中药制剂，保存不当可能影响产品质量，使用前请认真检查，如发现本品出现浑浊、沉淀、变色、漏气或瓶身细微破裂者，均不能使用。如经5%葡萄糖注射液或0.9%氯化钠注射液250mL稀释后，出现浑浊亦不得使用；

7. 既往有溶血（血胆红素轻度增高或尿胆原阳性者）现象发生者慎用；

8. 临床试验曾有给药后实验室检查血T-BIL、D-BIL增高，与药物可能相关，用药后请定期检测血T-BIL、D-BIL

9. 临床使用时应遵循卫生部颁发的《中药注射剂临床使用基本原则》

【药物相互作用】不宜与大环内酯类药物合用；不宜与其他药物混合滴注，联合用药换药时需冲管

【药学提示】
药理学试验表明：本品对2,4-二硝基苯酚、大肠埃希菌引起的大鼠发热以及三联疫苗引起的家兔发热有解热作用；可延长流感病毒感染小鼠的平均存活时间，对流感病毒感染小鼠的肺指数有一定降低作用；对金黄色葡萄球菌感染小鼠和肺炎克雷伯菌感染小鼠的死亡率有一定降低作用；可抑制二甲苯所致小鼠耳郭肿胀；可提高小鼠血清碳粒廓清指数，提高血清溶血素水平，增强羊红细胞致小鼠迟发型超敏反应；可抑制醋酸所致小鼠扭体疼痛反应
毒理学试验表明：大鼠腹腔注射本品5.2g、17.3g、41.6g生药/（kg·d），连续28天，可见各给药组GRAN下降，高剂量组大鼠的脾脏系数增大，T-BIL升高；Beagle犬静脉注射本品3.5g、17.4g、30.45g生药/（kg·d），连续28天。结果提示，高剂量组犬肝脏有轻度损害，推注速度过快可引起心电图缺血性改变（S-T段明显升高与T波融合）。另外，本品推注速度过快易引起流涎、呕吐等反应

不良反应文献报道

2007年由江苏省不良反应监测中心组织，在46家医院开展了11707例（其中14岁以下儿童8074例）热毒宁注射液医院集中监测研究，不良反应总体发生率为0.38%。儿童不良反应多为皮疹、瘙痒、恶心、呕吐、腹泻等一般不良反应，常可自行缓解或消失，未见严重不良事件发生。不良反应不经处理或经过适当的处理后均好转或治愈。单因素分析显示，不良反应的发生与用药总量（$P=0.0049$）、合并用药（$P=0.0143$）等因素有关，在是否有合并用药因素中，抗微生物药（$P=0.0079$）、大环内酯类药物（$P=0.0017$）有非常显著性差异

2013由国家药品审评中心牵头的重大新药创制专项"真实世界研究"进行支撑，天津中医药临床评价研究所作为组长单位，中国医科大学附属第一医院、江苏省人民医院等40家医疗机构联合开展完成了30 860例热毒宁注射液临床安全性集中监测研究，研究方法采用前瞻性、大样本、多中心设计。结果显示，热毒宁注射液不良反应发生率仅为0.065%，其中0~3岁人群不良反应发生率为0.055%，3~18岁人群不良反应发生率为

续表

	0.074%。主要表现为皮疹、药疹、腹痛、腹泻、滞气、寒战、头痛、心悸、手臂疼痛，所发生的不良反应均属罕见及十分罕见级别，且程度轻微，预后良好。单因素分析发现，滴速过快，药物浓度过高为危险因素 **【参考文献】** ［1］Xu HM, Wang Y, Liu NF. Safety of an injection with a mixture of extracts from Herba Artemisiae annuae, Fructus Gardeniae and Flos Lonicerae. Pharm World Sci, 2009, 31 (4)：458 –463. ［2］天津中医药临床评价研究所. 30860 例《热毒宁注射液临床安全性集中监测研究》报告. 2013.

8　喜炎平注射液（Xiyanping Zhusheye）用于手足口病的治疗

超药品说明书使用类型	□给药剂量、频率　□适用人群　■适应证　□给药途径　□疗程
超药品说明书适应证	手足口病
超药品说明书使用证据类型	□治疗指南　□临床路径　□专著、教材　■系统评价或 Meta 分析 □专家共识　■随机对照的临床研究　□非随机干预性研究（队列研究，病例对照研究）　□病例报告　□中医名家临证经验
中医辨证证候分型	风热犯肺证：此类患者可表现为手足皮疹，咳嗽，发热微恶风，头痛，或口干咽痛，舌苔薄黄或薄白，脉浮数
证据说明	王晶等[1]在《喜炎平注射液治疗手足口病的系统评价》中指出。Meta 分析结果显示喜炎平注射液加用常规治疗组治疗手足口病总有效率优于单用常规治疗组。退热时间均短于常规治疗组。 谢新宝等[2]在《喜炎平注射液治疗儿童手足口病的随机对照试验》中入选符合手足口病诊断标准Ⅰ期和Ⅱ期病例的住院患儿 200 例，随机分为两组：喜炎平注射液试验组（喜炎平组）100 例，给予喜炎平 0.2mL/（kg·次）＋氯化钠注射液 50mL 稀释静滴，bid×3 天；利巴韦林对照组（利巴韦林组）100 例，给予利巴韦林 7.5mg/（kg·次）＋5% 葡萄糖注射液 50mL 稀释静滴，bid×3 天。观察两组 24h，48h，72h 的体温、口腔疱疹、皮疹情况，治疗过程中观察有无过敏、腹泻、呕吐等不良反应，喜炎平组治疗 72h 前后检测静脉血尿素氮（BUN）、肌酐（Cr）、外周血白细胞、血小板、血红蛋白。结果：喜炎平组 95 例、利巴韦林组 94 例完成研究，治疗 24、48、72h 后两组患儿皮疹减少、口腔疱疹减少例数均无显著差异，但治疗 72h 后喜炎平组体温正常例数明显多于利巴韦林组；喜炎平注射液治疗 72h 前后 ALT、BUN、Cr 无明显变化，AST 平均值明显低于治疗前，外周血白细胞明显减少，血小板计数明显升高，血红蛋白无明显变化，两组患儿均未见药物性皮疹、过敏性休克、腹泻、呕吐等严重的不良反应，说明喜炎平注射液治疗儿童手足口病 72h 的退热效果好于利巴韦林，用于治疗儿童手足口病是安全的

续表

	针对于 RCT 的 Cochrane 风险偏倚评估工具						
文献方法学质量评价	文献	①	②	③	④	⑤	⑥	⑦
	[2]	不清楚	不清楚	不清楚	不清楚	不清楚	不清楚	不清楚

注：①随机序列产生；②分配隐藏；③对研究者和受试者施盲；④研究结果盲法评价；⑤结果数据的完整性；⑥选择性报告研究结果；⑦其他偏倚来源。每个条目按照是、否、不清楚判定

循证评价证据级别 Ⅱa

推荐等级与意见 B 级

参考文献
[1] 王晶，任吉祥，谢雁鸣，等．喜炎平注射液治疗手足口病的系统评价．中国中药杂志，2013，38（18）：3215 – 3222.
[2] 谢新宝，曾玫，俞蕙，等．喜炎平注射液治疗儿童手足口病的随机对照试验．中国新药与临床杂志，2012，31（2）：73 – 76.

产品说明书

【功能主治】清热解毒，止咳止痢，用于支气管炎、扁桃体炎、细菌性痢疾等

【用法用量】
肌内注射：成人一次 50 ~ 100mg，一日 2 ~ 3 次，小儿酌减或遵医嘱
静脉滴注：一日 250 ~ 500mg，加入 5% 葡萄糖注射液或 0.9% 氯化钠注射液稀释后静脉滴注，或遵医嘱；儿童：一日按体重 5 ~ 10mg/kg（0.2 ~ 0.4mL/kg），最高剂量不超过 250mg；以 5% 葡萄糖注射液或 0.9% 氯化钠注射液 100 ~ 250mL 稀释后静脉滴注；控制滴速每分钟 30 ~ 40 滴；一日 1 次，或遵医嘱

【规 格】每支装 2mL：50mg；5mL：125mg；10mL：250mg

【禁忌及注意事项】
1. 对本品过敏者禁用
2. 孕妇禁用
3. 本品严禁与其他药物在同一容器内混合使用。如需联合使用其他静脉用药，在换药时建议冲洗输液管，以免药物相互作用产生不良反应
4. 严格控制输液速度，儿童以 30 ~ 40 滴/分钟为宜，成人以 30 ~ 60 滴/分钟为宜，滴速过快可能导致头晕、胸闷、局部疼痛
5. 加强用药监护。老人、婴儿等特殊人群应慎重使用，初次使用的患者应加强监测。用药过程中，应密切观察用药反应，特别是开始 30min；如发现异常，应立即停药，采用积极救治措施，救治患者

【药物相互作用】无

【药学提示】中医会诊后使用

不良反应文献报道

喜炎平治疗小儿手足口病的不良反应类型多为腹泻、皮疹，能自行缓解
【参考文献】
[1] 刘兵兵，华丽霞，董艳，等．喜炎平与利巴韦林治疗小儿手足口病疗效和安全性的系统评价．中国实验方剂学杂志，2014，20（9）：231 – 236.

9　喜炎平注射液（Xiyanping Zhusheye）用于肺炎的治疗

超药品说明书使用类型	□给药剂量、频率　　□适用人群　　■适应证　　□给药途径　　□疗程
超药品说明书适应证	支气管肺炎
超药品说明书使用证据类型	□治疗指南　　□临床路径　　□专著、教材　　■系统评价或 Meta 分析 □专家共识　　■随机对照的临床研究　　□非随机干预性研究（队列研究，病例对照研究）　　□病例报告　　□中医名家临证经验
中医辨证证候分型	风热闭肺证：此类患者可表现为咳嗽，气促，发热微恶风，头痛，或口干咽痛，舌苔薄黄或薄白，脉浮数 痰热闭肺证：此类患者可表现为发热烦躁，咳嗽喘促，甚则呼吸困难，气急鼻煽，喉间痰鸣，口唇发绀，面赤口渴，胸闷胀满，舌质红，舌苔黄，脉滑数
证据说明	文九芳等[1]在《喜炎平注射液治疗小儿支气管肺炎的 Meta 分析》中指出，Meta 分析结果显示，喜炎平注射液组在退热时间、咳喘消失时间、啰音消失时间、胸片吸收时间、治愈率及总有效率方面均优于对照组，喜炎平注射液治疗小儿支气管肺炎有较好的疗效，且不良反应发生率低 汪凤山等[2]在《喜炎平注射液治疗小儿肺炎的系统评价》中指出，Meta 分析结果表明，与对照组比较，喜炎平注射液治疗小儿肺炎在提高肺炎临床总有效率方面显示出较好的疗效，喜炎平注射液治疗小儿肺炎有效 杨志旭等[3]在《喜炎平注射液治疗重症肺炎痰热壅肺证的临床观察》中将 68 例重症肺炎属痰热壅肺证患者随机分为两组，对照组采用西医常规综合治疗，观察组在对照组的基础上加用喜炎平注射液静脉滴注，7 日为 1 个疗程，比较两组临床疗效。结果：观察组总有效率 94.12%，优于对照组 79.41%，差异有统计学意义（$P < 0.05$）；两组治疗后体温、白细胞计数、CPIS 评分、氧合指数、机械通气时间等指标较治疗前均有改善，差异有统计学意义（$P < 0.05$）；组间比较差异亦有统计学意义（$P < 0.05$），西医常规治疗的基础上应用喜炎平注射液能够提高治疗重症肺炎痰热壅肺证的临床疗效 孙广斌[4]在《喜炎平联合阿奇霉素治疗小儿支原体肺炎临床观察》中指出，将 120 例支原体肺炎患儿随机分为治疗和对照组：对照组静脉滴注阿奇霉素 10mg/（kg·d），滴注时间 >60min，疗程 5 天，停 4 天后改用阿奇霉素肠溶片口服 3 天；治疗组在对照组的基础上加注射用喜炎平注射液（50mg/支），0.2～0.4mL/（kg·d）加入 5% 或 10% 葡萄糖液 100～250mL 中静中滴注，连用 5～7 天。结果观察发现，治疗组临床疗效、退热时间、咳嗽缓解时间、X 线恢复时间均优于对照组 王海燕[5]在《阿奇霉素联合喜炎平治疗儿童支原体肺炎的疗效及机制探讨》中指出，将轻中度 MPP 患儿 120 例随机分为治疗组及对照组：两组患儿均接受相同的基础治疗，治疗组给予阿奇霉素 10mg/（kg·d）+5% 葡萄糖注射液 250mL 静滴，联合喜炎平注射液 3mg/（kg·d）+5% 葡萄糖注射液 250mL 静滴；对照组则只给予同等剂量的阿奇霉素静滴。两组均连续治疗 5 天，停药 3 天后再连续治疗 3 天。结果观察治疗组临床疗效、退热时间、咳嗽、啰音消失时间、就诊时间及肺功能改善幅度均显著

续表

	优于对照组 王永霞等[6]在《阿奇霉素联合喜炎平注射液治疗支原体肺炎临床观察》中指出，将98例临床确诊为支原体肺炎的患儿随机分为两组：对照组采用阿奇霉素10mg/（kg·d），连续用药5天，停4天，为1个疗程，接着进行第二个疗程，间隔给予红霉素30mg/（kg·d）治疗；治疗组采用阿奇霉素联合喜炎平注射液5～10mg/（kg·d），加入10%葡萄糖注射液50～100mL中，静脉滴注，5～7天为1个疗程治疗。观察结果显示，观察组在临床疗效、热退时间、咳嗽消失时间及平均住院天数方面，均明显优于对照组
文献方法学质量评价	**针对于系统评价的方法学质量评价工具 – AMSTAR 量表** 文献 ① ② ③ ④ ⑤ ⑥ ⑦ ⑧ ⑨ ⑩ ⑪ ［1］不清楚 是 否 是 否 是 是 是 是 是 不清楚 ［2］不清楚 是 否 否 否 是 是 是 是 是 不清楚 注：①是否提供了前期设计方案；②纳入研究的选择和数据提取是否具有可重复性；③是否实施广泛全面的文献检索；④发表情况是否已考虑在纳入标准中，如灰色文献；⑤是否提供了纳入和排除的研究文献清单；⑥是否描述纳入研究的特征；⑦是否评价和报道纳入研究的科学；⑧纳入研究的科学性是否恰当地运用在结论的推导上；⑨合成纳入研究结果的方法是否恰当；⑩是否评估了发表偏倚的可能性；⑪是否说明相关利益冲突。每个条目按照是、否、不清楚、不适当判定 **针对于 RCT 的 Cochrane 风险偏倚评估工具** 文献 ① ② ③ ④ ⑤ ⑥ ⑦ ［4］不清楚 不清楚 不清楚 不清楚 不清楚 不清楚 不清楚 ［5］不清楚 不清楚 不清楚 不清楚 不清楚 不清楚 不清楚 ［6］不清楚 不清楚 不清楚 不清楚 不清楚 不清楚 不清楚 注：①随机序列产生；②分配隐藏；③对研究者和受试者施盲；④研究结果盲法评价；⑤结果数据的完整性；⑥选择性报告研究结果；⑦其他偏倚来源。每个条目按照是、否、不清楚判定
循证评价证据级别	Ⅰa
推荐等级与意见	A 级
参考文献	［1］文九芳，王宗喜，瞿艳红．喜炎平注射液治疗小儿支气管肺炎的Meta分析．实用药物与临床，2012，15（4）：199－201. ［2］汪凤山，赵旭伟，唐惠林，等．喜炎平注射液治疗小儿肺炎的系统评价．中国药房，2011，22（39）：3722－3723. ［3］杨志旭，范铁兵，李洁．喜炎平注射液治疗重症肺炎痰热壅肺证的临床观察．北京中医药，2014，33（12）：894－896. ［4］孙广斌．喜炎平联合阿奇霉素治疗小儿支原体肺炎临床观察．中国实用医药，2012，27：148－149.

产品说明书	[5] 王海燕. 阿奇霉素联合喜炎平治疗儿童支原体肺炎的疗效及机制探讨. 现代中西医结合杂志, 2013, 20: 2221 – 2223. [6] 王永霞, 楚冬梅. 阿奇霉素联合喜炎平注射液治疗支原体肺炎临床观察. 黑龙江医学, 2010, 06: 441 – 442.
	【功能主治】清热解毒, 止咳止痢, 用于支气管炎、扁桃体炎、细菌性痢疾等
	【用法用量】肌内注射: 成人一次 50～100mg, 一日 2～3 次, 小儿酌减或遵医嘱。 静脉滴注: 一日 250～500mg, 加入 5% 葡萄糖注射液或 0.9% 氯化钠注射液稀释后静脉滴注, 或遵医嘱; 儿童: 一日按体重 5～10mg/kg (0.2～0.4mL/kg), 最高剂量不超过 250mg, 以 5% 葡萄糖注射液或 0.9% 氯化钠注射液 100～250mL 稀释后静脉滴注, 控制滴速每分钟 30～40 滴, 一日 1 次, 或遵医嘱
	【规　　格】每支装 2mL: 50mg; 5mL: 125mg; 10mL: 250mg
	【禁忌及注意事项】 1. 对本品过敏者禁用 2. 孕妇禁用 3. 本品严禁与其他药物在同一容器内混合使用。如需联合使用其他静脉用药, 在换药时建议冲洗输液管, 以免药物相互作用产生不良反应 4. 严格控制输液速度, 儿童以 30～40 滴/分钟为宜, 成人以 30～60 滴/分钟为宜, 滴速过快可能导致头晕、胸闷、局部疼痛 5. 加强用药监护。老人、婴儿等特殊人群应慎重使用, 初次使用的患者应加强监测。用药过程中, 应密切观察用药反应, 特别是开始 30min; 如发现异常, 应立即停药, 采用积极救治措施, 救治患者
	【药物相互作用】无
	【药学提示】中医会诊后使用
不良反应文献报道	喜炎平注射液不良反应的文献系统评价中显示, 其不良反应主要症状表现为严重过敏样反应、过敏性休克、皮肤及其附件损害、消化系统及呼吸系统不良反应、药物热及过敏致死 【参考文献】 [1] 王燕萍, 焦凯, 何忠芳. 喜炎平注射剂不良反应文献的系统评价. 中国实验方剂学杂志, 2011, 24: 236 – 239.

10　醒脑静注射液 (Xinnaojing Zhusheye) 用于儿童病毒性脑炎的治疗

超药品说明书使用类型	□给药剂量、频率　■适用人群　■适应证　□给药途径　□疗程
超药品说明书适用人群	儿童
超药品说明书适应证	病毒性脑炎

续表

超药品说明书使用证据类型	□治疗指南　□临床路径　□专著、教材　□系统评价或 Meta 分析 □专家共识　■随机对照的临床研究　□非随机干预性研究（队列研究，病例对照研究）　□病例报告　□中医名家临证经验
中医辨证证候分型	温病湿热病证：可表现为发热、头晕头痛、痰多色白、神疲乏力、胸闷、尿赤、舌红、舌苔腻、脉滑
证据说明	李玉珍[1]将病毒性脑炎患儿 61 例随机分为两组，对照组 30 例予常规治疗，治疗组 31 例在对照组治疗基础上加醒脑静注射液治疗。2 组均治疗 10 天后观察疗效。结果显示两组症状改善时间比较差异均有统计学意义，治疗组优于对照组。治疗组治愈率 87.1%，对照组治愈率 63.3%，治疗组治愈率高于对照组，醒脑静注射液治疗儿童病毒性脑炎疗效显著 田芸芳等[2]将 76 例病毒性脑炎患儿随机分为两组，对照组予常规支持治疗，治疗组在对照组治疗基础上加用醒脑静注射液治疗。结果显示对照组治愈 13 例，好转 14 例，未愈 6 例，死亡 3 例；治疗组治愈 30 例，好转 4 例，未愈 5 例，死亡 1 例，两组疗效比较差异有统计学意义（$P < 0.05$）。治疗组有 1 例一过性心悸，不良反应轻微。当前研究表明醒脑静注射液是辅助治疗小儿病毒性脑炎有效安全的药物之一

文献方法学质量评价	针对于 RCT 的 Cochrane 风险偏倚评估工具						
	文献	①	②	③	④	⑤	⑥	⑦
	[1]	是	否	否	不清楚	是	不清楚	不清楚
	[2]	不清楚	否	否	不清楚	是	否	不清楚

注：①随机序列产生；②分配隐藏；③对研究者和受试者施盲；④研究结果盲法评价；⑤结果数据的完整性；⑥选择性报告研究结果；⑦其他偏倚来源。每个条目按照是、否、不清楚判定

循证评价证据级别	Ⅱb
推荐等级与意见	B 级
参考文献	[1] 李玉珍. 醒脑静注射液治疗儿童病毒性脑炎 31 例疗效观察. 河北中医，2011，33（5）：750. [2] 田芸芳，张珧仙. 醒脑静注射液辅助治疗儿童病毒性脑炎. 中西医结合心脑血管病杂志，2008，6（7）：867 - 867.
产品说明书	【功能主治】清热解毒，凉血活血，开窍醒脑。用于气血逆乱，脑脉瘀阻所致中风昏迷，偏瘫口喝；外伤头痛，神志昏迷；酒毒攻心，头痛呕恶，昏迷抽搐。脑栓塞、脑出血急性期、颅脑外伤、急性酒精中毒见上述证候者
	【用法用量】肌肉注射，一次 2~4mL，一日 1~2 次。静脉滴注一次 10~20mL，用 5%~10% 葡萄糖注射液或氯化钠注射液 250~500mL 稀释后滴注，或遵医嘱
	【规　　格】每支装 10mL

续表

	【禁忌及注意事项】 1. 用药期间，忌食生冷、辛辣、油腻之品，忌烟酒、浓茶 2. 对本品过敏者慎用 3. 出现过敏症状时，应立即停药，必要时给与对症处理 4. 运动员慎用
	【药物相互作用】 1. 本品含郁金，不宜与含丁香的药物同时使用 2. 本品一般不宜与其他药物同时滴注，以免发生不良反应
	【药学提示】 无
不良反应文献报道	临床醒脑静注射液不良反应病例的文献研究，已经出现呼吸系统损害、心血管系统一般损害、皮肤及其附件损害、全身性损害、交感副交感神经系统损害、中枢和外周神经系统损害、胃肠系统损害等，甚至出现过敏性休克等严重的过敏反应 **【参考文献】** ［1］甄娜．醒脑静注射液致不良反应 20 例文献分析．现代预防医学，2011，38（23）：4991－4992. ［2］汤珺，宁四秀．62 例醒脑静注射液不良反应病例报告分析．中国药物滥用防治杂志，2015，21（1）：15－17. ［3］林晓兰，张维，郭景仙，等．100 例醒脑静注射液临床辨证应用及安全性评价．北京中医药，2010，29（9）：703－704.

11　祖卡木颗粒（Zukamu Keli）用于小儿急性上呼吸道感染的治疗

超药品说明书使用类型	□给药剂量、频率　■适用人群　□适应证　□给药途径　□疗程
超药品说明书适用人群	儿童
超药品说明书使用证据类型	□治疗指南　□临床路径　□专著、教材　□系统评价或 Meta 分析 □专家共识　■随机对照的临床研究　□非随机干预性研究（队列研究，病例对照研究）　□病例报告　□中医名家临证经验
中医辨证证候分型	风寒证：恶寒重，发热轻，无汗，头痛，肢节酸痛，鼻塞声重，时流清涕，喉痒，咳嗽，咯痰稀薄色白，口不渴或渴喜热饮。舌苔薄白而润，脉浮或紧 风热证：身热较著，微恶风，汗泄不畅，头胀痛，咳嗽，痰黏或黄，咽燥，或咽喉乳蛾红肿疼痛，鼻塞，流黄浊涕，口渴欲饮。舌苔薄白微黄，边尖红，脉浮数 暑湿证：身热，微恶风，汗少，肢体酸重或疼痛，头昏重胀痛，咳嗽痰黏，鼻流浊涕，心烦口渴，或口中黏腻，渴不多饮，胸闷，泛恶，小便短赤。舌苔薄黄而腻，脉濡数
证据说明	彭凌云等[1]在《三种常规方案治疗小儿上呼吸道感染的临床疗效及安全性对比》中指出，将 120 例确诊为上呼吸道感染的患儿随机分为三组，均接受抗生素、降温、液体补充等基础治疗。在此基础上双黄连颗粒组给予

续表

双黄连颗粒（0~0.5 岁患儿 1.0~1.5g/次，0.5~1 岁患儿 1.5~2.0g/次，1~3 岁患儿 2.0~2.5g/次，3 岁以上根据医嘱用药，每日 3 次）；祖卡木颗粒组给予祖卡木颗粒 12g/次，一日 3 次；抗感颗粒组给予抗感颗粒 2.5g/次，一日 3 次；三组患儿均治疗 3 天。结果发现祖卡木颗粒组总有效率、不良反应发生率与抗感颗粒组比较差异有统计学意义；此外祖卡木颗粒组退热时间、症状消失时间均短于另外两组

余通等[2]在《基于 Meta 分析的维药祖卡木颗粒治疗上呼吸道感染临床评价研究》中通过计算机检索中英文数据库（中国期刊全文数据库、中文科技期刊数据库、万方数据库和 SCIFINDER）。根据纳排标准筛选文献，对符合标准的临床研究进行资料提取，并按照 Cochrane 系统评价员手册 5.1.0 进行偏倚风险评价，采用 RevMan 5.3 软件进行 Meta 分析。Meta 分析结果显示，试验组的总有效率（$OR=1.97$，$95\%CI$：$1.47~2.65$，$P<0.00001$）、痊愈率（$OR=2.07$，$95\%CI$：$1.67~2.58$，$P<0.00001$）、改善流涕（$OR=-0.90$，$95\%CI$：$-1.37~-0.43$，$P=0.0002$）、鼻塞（$OR=-0.43$，$95\%CI$：$-0.60~-0.26$，$P<0.00001$）、咳嗽（$OR=-1.31$，$95\%CI$：$-1.54~-1.08$，$P<0.00001$）、咽喉肿痛（$OR=-0.49$，$95\%CI$：$-0.71~-0.27$，$P<0.0001$）、头痛（$OR=-0.75$，$95\%CI$：$-1.16~-0.34$，$P=0.0003$）、发热（$OR=-2.94$，$95\%CI$：$-3.39~-2.49$，$P<0.00001$）等结果均优于对照组，其差异均有统计学意义；另外，3 项研究分别报道了在治疗期间出现皮疹、恶心呕吐或轻微不良反应，所有症状均不影响治疗。当前证据表明单独或联用祖卡木颗粒治疗上呼吸道感染具有一定的疗效，且未增加不良反应风险

	针对于 RCT 的 Cochrane 风险偏倚评估工具						
文献	①	②	③	④	⑤	⑥	⑦
［1］	不清楚	不清楚	不清楚	不清楚	不清楚	不清楚	不清楚

文献方法学质量评价

注：①随机序列产生；②分配隐藏；③对研究者和受试者施盲；④研究结果盲法评价；⑤结果数据的完整性；⑥选择性报告研究结果；⑦其他偏倚来源。每个条目按照是、否、不清楚判定

循证评价证据级别　Ⅱa

推荐等级与意见　B 级

参考文献

[1] 彭凌云，邹秋莲，李迎春，等 . 三种常规方案治疗小儿上呼吸道感染的临床疗效及安全性对比 . 临床医学，2015，35（8）：24-26
[2] 余通，冯芸，张东宁，等 . 基于 Meta 分析的维药祖卡木颗粒治疗上呼吸道感染临床评价研究 . 药物流行病学杂志，2018，27（2）：73-77，84.

产品说明书

【功能主治】调节异常气质，清热，发汗，通窍。用于感冒咳嗽，发热无汗，咽喉肿痛，鼻塞流涕

【用法用量】口服。一次 12g，一日 3 次

【规　　格】每袋装 12g

续表

	【禁忌及注意事项】 1. 运动员慎用 2. 糖尿病患者遵医嘱
	【药物相互作用】无
	【药学提示】无
不良反应文献报道	艾尔肯·米吉提在《维药祖卡木颗粒治疗幼儿感冒发热的安全性评价》中指出，接受祖卡木颗粒治疗的 407 例患儿中，出现不良反应恶心 13 例、呕吐 9 例、头晕嗜睡 5 例 【参考文献】 [1] 艾尔肯·米吉提，米娜瓦尔. 维药祖卡木颗粒治疗幼儿感冒发热的安全性评价. 新疆中医药，2009，27（4）：40 – 41.

第十二章　骨科疾病

1　痹祺胶囊（Biqi Jiaonang）用于颈椎病的治疗

超药品说明书使用类型	□给药剂量、频率　□适用人群　■适应证　□给药途径　□疗程
超药品说明书适应证	颈椎病
超药品说明书使用证据类型	□治疗指南　□临床路径　□专著、教材　□系统评价或 Meta 分析　□专家共识　■随机对照的临床研究　□非随机干预性研究（队列研究、病例对照研究）　■病例报告　□中医名家临证经验
中医辨证证候分型	风湿阻络证：此类患者表现为头晕，颈项僵硬，肩背痛，手臂麻木，日久者关节畸形僵硬，舌胖大，边有齿痕，脉紧或弦滑
证据说明	李旻等[1] 在《痹祺胶囊联合充气颈托固定治疗颈椎早期病变的临床疗效观察》中选择华北理工大学附属医院就诊的 60 例颈椎病早期、低年龄段患者按就诊顺序随机分为治疗组和对照组，治疗组以痹祺胶囊（4 粒，3 次/天）口服，并用充气颈托固定（30min，3 次/天），并联合颈部红外线治疗仪理疗 15min，2 次/天治疗。对照组以洛芬待因缓释片（1 片，1 次/天）口服并联合充气颈托和颈部红外线治疗仪理疗 15min，2 次/天治疗，两组疗程均为 28 天。采用 McGill 简化量表积分值评价治疗前及治疗后第 7、14、21、28 天颈部酸痛改善情况。观察治疗期间颈项肌肉僵硬改善时间，颈椎生理曲度变直恢复时间并进行比较。与对照组比较，治疗组治疗过程中 McGiU 简化量表积分变化、颈部肌肉僵硬缓解及生理曲度变直恢复时间均显著减少（$P < 0.05$），治疗组明显优于对照组。结果表明，痹祺胶囊联合充气颈托固定是一种简单、快速、有效的治疗颈椎早期病变的临床治疗方法 袁博等[2] 在《痹祺胶囊治疗椎动脉型颈椎病疗效观察》选择 86 例椎动脉型颈椎病患者应用痹祺胶囊治疗，10 天为 1 个疗程，均用 2 ~ 4 个疗程，观察疗效。86 例椎动脉型颈椎病患者服用痹祺胶囊 2 个疗程后，症状完全缓解 61 例（70%），好转 20 例（23%），无效 5 例（6%）；总有效率 94%。结果表明，痹祺胶囊治疗椎动脉型颈椎病有明显疗效

续表

文献方法学质量评价	针对于 RCT 的 Cochrane 风险偏倚评估工具						
	文献	①	②	③	④	⑤	⑥	⑦
	[1]	是	不清楚	不清楚	不清楚	是	不清楚	不清楚

注：①随机序列产生；②分配隐藏；③对研究者和受试者施盲；④研究结果盲法评价；⑤结果数据的完整性；⑥选择性报告研究结果；⑦其他偏倚来源。每个条目按照是、否、不清楚判定

循证评价证据级别	Ⅱa
推荐等级与意见	B 级

参考文献	[1] 李旻，白卫飞，何芳，等. 痹祺胶囊联合充气颈托固定治疗颈椎早期病变的临床疗效观察 [J]. 中华中医药杂志，2018，33（10）：525－527. [2] 袁博. 痹祺胶囊治疗椎动脉型颈椎病疗效观察 [J]. 中华中医药杂志，2010（07）：191－192.

产品说明书	【功能主治】益气养血，祛风除湿，活血止痛。用于气血不足，风湿瘀阻，肌肉关节酸痛，关节肿大、僵硬变形或肌肉萎缩，气短乏力；风湿、类风湿性关节炎，腰肌劳损，软组织损伤属上述证候者
	【用法用量】口服，一次 4 粒，一日 2～3 次
	【规　　格】每粒装 0.3g
	【禁忌及注意事项】 1. 高血压病患者、孕妇忌服 2. 运动员慎用
	【药物相互作用】暂无相关报道
	【药学提示】暂无相关报道

不良反应文献报道	偶见不良反应，胃肠道和皮肤是主要累及器官 【参考文献】 [1] 方达飞，计建军，张慧. 探析痹祺胶囊安全性及用药安全管理对策 [J]. 中国高等医学教育，2017（2）：133－134.

2　金乌骨通胶囊（Jinwugutong Jiaonang）用于骨关节炎的治疗

超药品说明书使用类型	□给药剂量、频率　□适用人群　■适应证　□给药途径　□疗程
超药品说明书适应证	骨关节炎
超药品说明书使用证据类型	□治疗指南　□临床路径　■专著、教材　□系统评价或 Meta 分析 □专家共识　□随机对照的临床研究　■非随机干预性研究（队列研究，病例对照研究）　□病例报告　□中医名家临证经验

续表

中医辨证证候分型	肝肾亏虚证：症见关节痹证日久不愈，骨节疼痛，筋脉拘急，屈伸不利，不耐疲劳，甚则骨节畸形，伴烦躁，盗汗，头晕耳鸣，面部时有烘热，或持续低热，五心烦热，关节热痛，喜凉不耐凉，腰膝酸软，骨重不举，舌红少苔，脉弦细数
证据说明	吴征等[1]在《金乌骨通胶囊治疗骨性关节炎 56 例临床观察》中报道：选择 56 例骨性关节炎患者连续服药治疗 14 天者 28 例，治疗 21 天者 20 例，治疗 28 天者 8 例，平均治疗 21 天，连续服药治疗过程中未发现其他不良反应。结果：临床控制 18 例；显效 28 例；有效 8 例；无效 2 例。患者服药 10 ~ 14 天起效，14 ~ 21 天疗效显著 葛京化等[2]在《金乌骨通胶囊治疗骨性关节炎临床观察》中观察金乌骨通胶囊治疗骨性关节炎的临床疗效。运用该胶囊治疗腰椎骨关节炎（60例）和膝骨性关节炎（59 例），并以杜仲颗粒作对照观察，疗程 14 天。结果：该胶囊在改善症状和体征方面明显优于杜仲颗粒，临床效果显著 根据《实用骨内科学》[3]中关于骨关节炎中医辨证论治中阐述，肾虚骨痹症，症见关节疼痛，经久不愈，时轻时重，筋脉拘急，肌肉萎缩腰膝酸软，治宜补益肝肾，祛风通络除湿

文献方法学质量评价

针对非随机干预性试验的 MINORS 的条目

文献	①	②	③	④	⑤	⑥	⑦	⑧	⑨	⑩	⑪	⑫
[1]	2	2	2	2	2	0	0	0	0	0	2	2
[2]	2	2	2	2	2	0	0	0	0	0	2	2

注：①明确给出了研究目的；②纳入患者的连贯性；③预期数据的收集；④终点指标能恰当的反映研究目的；⑤终点指标评价的客观性；⑥随访时间是否充足；⑦失访率低于 5%；⑧是否估算了样本量；⑨对照组的选择是否恰当；⑩对照组是否同步；⑪组间基线是否可比；⑫统计分析是否恰当。每一条分为 0 ~ 2 分。前 8 条针对无对照组的研究，最高分为 16 分；后 4 条与前 8 条一起针对有对照组的研究，最高分共 24 分。0 分表示未行报道；1 分表示报道了但信息不充分；2 分表示报道了且提供了充分的信息

循证评价证据级别	Ⅱa
推荐等级与意见	B 级

参考文献	[1] 吴征，李曙波．金乌骨通胶囊治疗骨性关节炎 56 例临床观察．第十一届全国中医风湿病学术研讨会专辑．2006：1. [2] 葛京化，侯宝兴，沈卫东，等．金乌骨通胶囊治疗骨性关节炎临床观察．上海中医药杂志，2004，9：38 – 39. [3] 孙材江，彭力平，周长征，等．实用骨内科学．北京：人民军医出版社，2008：255 – 256.

续表

产品说明书	【功能主治】滋补肝肾，祛风除湿，活血通络。用于肝肾不足，风寒湿痹，骨质疏松，骨质增生，引起的腰腿酸痛、肢体麻木等症
	【用法用量】口服，一次3粒，一日3次
	【规 格】每粒装0.35g
	【禁忌及注意事项】 1. 忌寒凉及油腻食物 2. 本品宜饭后服用 3. 不宜在服药期间同时服用其他泻火及滋补性中药 4. 热痹者不适用，主要表现为关节肿痛如灼、痛处发热，疼痛窜痛无定处，口干唇燥 5. 有高血压、心脏病、肝病、糖尿病、肾病等慢性病严重者应在医师指导下服用 6. 服药7天症状无缓解，应去医院就诊 7. 严格按照用法用量服用，年老体弱者应在医师指导下服用 8. 对本品过敏者禁用，过敏体质者慎用 9. 本品性状发生改变时禁止使用 10. 请将本品放在儿童不能接触的地方
	【药物相互作用】正在使用其他药品，使用本品前请咨询医师或药师
	【药学提示】医师指导下服用
不良反应文献报道	暂无相关报道

3 尪痹片（Wangbi Pian）用于骨关节炎的治疗

超药品说明书使用类型	□给药剂量、频率 □适用人群 ■适应证 □给药途径 □疗程
超药品说明书适应证	骨关节炎
超药品说明书使用证据类型	□治疗指南 □临床路径 □专著、教材 □系统评价或 Meta 分析 □专家共识 ■随机对照的临床研究 □非随机干预性研究（队列研究，病例对照研究） □病例报告 □中医名家临证经验
中医辨证证候分型	肝肾两虚，瘀血痹阻证：临床表现为关节肿大、变形，屈伸不利，关节强直，行走困难伴有腰膝酸软，畏寒喜暖，舌淡苔白或白腻，脉沉细或细滑
证据说明	康信忠等[1]在《尪痹片治疗膝骨关节炎的临床研究》中指出，采用随机、平行对照、多中心临床治疗观察方法将 160 例确诊为膝骨关节炎患者分为尪痹片治疗组（A 组）、扶他林治疗组（B 组）、尪痹片加扶他林治疗组（C 组），治疗 2 个月。观察记录各组治疗前后临床症状、膝关节功能活动及不良反应情况，并检测各组患者治疗前后血沉（ESR）、C 反应蛋白（CRP）指标。结果发现尪痹片治疗膝骨关节炎临床效果良好，无明显的不良反应；尪痹片配合扶他林片治疗膝关节炎临床疗效明显优于单用尪痹片或扶他林片，两药联合使用可减少扶他林的应用剂量及避免胃肠道不良反应

续表

	冯福海等[2]在《尪痹片治疗骨性关节炎临床试验研究评价》中指出，将30例辨证为肝肾两虚、瘀血痹阻型的骨性关节炎患者随机分为两组进行双盲双模拟临床试验，治疗组20例口服尪痹片，对照组10例为双氯芬酸钠缓释片，8周为1个疗程。在治疗后第2周、5周及第8周统计两组患者各症状计分及其症状总积分变化情况，治疗后第8周评价其临床疗效及安全性。结果发现尪痹片和双氯芬酸钠缓释片（扶他林）均能有效改善骨性关节炎患者症状，两药疗效相当。但尪痹片在改善患者证候疗效上优于双氯芬酸钠缓释片，且药物安全性好，无明显毒副作用，值得临床推广

	针对于 RCT 的 Cochrane 风险偏倚评估工具						
文献方法学质量评价	文献	①	②	③	④	⑤	⑥	⑦
	［1］ 是 不清楚 不清楚 不清楚 不清楚 不清楚 不清楚						
	［2］ 不清楚 不清楚 不清楚 不清楚 不清楚 不清楚 不清楚						

注：①随机序列产生；②分配隐藏；③对研究者和受试者施盲；④研究结果盲法评价；⑤结果数据的完整性；⑥选择性报告研究结果；⑦其他偏倚来源。每个条目按照是、否、不清楚判定

循证评价证据级别	Ⅱa
推荐等级与意见	B 级
参考文献	［1］ 康信忠，吴启富，接红宇，等．尪痹片治疗膝骨关节炎的临床研究．中国中西医结合杂志，2011，31（9）：1205－1208. ［2］ 冯福海，黄云台，李松伟．尪痹片治疗骨性关节炎临床试验研究评价．辽宁中医杂志，2009，36（3）：330－332.
产品说明书	【功能主治】补肝肾、强筋骨、祛风湿、通经络。用于肝肾不足，风湿阻络所致的尪痹，症见肌肉、关节疼痛，局部肿大，僵硬畸形，屈伸不利，腰膝酸软，畏寒乏力；类风湿关节炎见上述证候者 【用法用量】口服，一次4片，一日3次 【规　　格】每片0.5g 【禁忌及注意事项】 1. 孕妇禁用 2. 忌食生冷食物 【药物相互作用】暂无相关报道 【药学提示】暂无相关报道
不良反应文献报道	轻度胃肠道不适 【参考文献】 ［1］ 刘冬梅，杨丽丽，薛红霞．尪痹片治疗膝骨关节炎的疗效．实用药物与临床，2012，15（6）：380－381. ［2］ 康信忠，吴启富，接红宇，等．尪痹片治疗膝骨关节炎的临床研究．中国中西医结合杂志，2011，31（9）：1205－1208.

第十三章   眼科疾病

1   复方血栓通胶囊（Fufang Xueshuantong Jiaonang）用于糖尿病视网膜病变的治疗

超药品说明书使用类型	□给药剂量、频率 □适用人群■适应证 □给药途径 □疗程
超药品说明书适应证	糖尿病视网膜病变
超药品说明书使用证据类型	□治疗指南 □临床路径 □专著、教材 ■系统评价或 Meta 分析 □专家共识 ■随机对照的临床研究 ■非随机干预性研究（队列研究，病例对照研究） □病例报告 □中医名家临证经验
中医辨证证候分型	气血不足、气滞血瘀型：此类患者可表现为症见视力下降或视觉异常，眼底淤血征象，神疲乏力，咽干，口干等
证据说明	徐庆良[1]在《复方血栓通胶囊治疗单纯型糖尿病视网膜病变的效果观察》中指出，将 60 例单纯型糖尿病视网膜病变患者随机分为两组，观察组给予复方血栓通胶囊（3 粒/次，3 次/天）口服治疗，对照组给予复方丹参片（2 片/次，3 次/天）口服治疗；两组患者均持续用药 12 周，观察视网膜出血、渗出及微血管瘤情况。结果发现观察组患者临床显效率 83.3% 及总有效率 93.3% 均优于对照组 张小露[2]在《复方血栓通胶囊治疗糖尿病视网膜病变的临床观察》中指出，将 110 例糖尿病视网膜病变患者随机分为两组，观察组给予复方血栓通胶囊口服治疗（每次 1.5g，每天 3 次），对照组采用复方丹参片口服治疗（每次 3 片，每天 3 次）；两组患者均持续用药 60 天，观察患者视力改善情况。结果发现观察组患者临床显效率 49.09%、有效率 43.64% 及总有效率 92.73% 均优于对照组 程莹雪[3]在《复方血栓通胶囊治疗糖尿病视网膜病变的临床疗效观察》中指出，将 102 例糖尿病视网膜病变患者随机分为两组，观察组给予复方血栓通胶囊治疗（3 粒/次，3 次/天），对照组给予复方丹参片治疗（2 片/次，3 次/天）；观察患者视力恢复情况及视网膜出血、渗出吸收和黄斑水肿吸收情况，结果发现观察组显效率 84.3% 及总有效率 94.5% 均优于对照组 华远峰[4]在《复方血栓通胶囊治疗单纯型糖尿病视网膜病变 39 例疗效观察》中指出，将 67 例单纯型糖尿病视网膜病变患者随机分为两组，观察组给予复方血栓通胶囊治疗（3 粒/次，3 次/天），对照组给予复方丹参片治疗（2 片/次，3 次/天）；治疗 12 周后观察视网膜出血程度、微血管瘤数目的增减、渗出物吸收时间、黄斑部和视网膜水肿吸收时间、视力恢复情况结果发现观察组总有效率为 89.74%，显现率为 51.28% 均优于对照组

续表

杨观亮[5]在《复方血栓通胶囊治疗糖尿病视网膜病变临床观察》中指出，给予63例糖尿病视网膜病变患者复方血栓通胶囊（3 粒/次，3 次/天）口服治疗；持续用药2 个月时间，观察视力恢复情况。结果发现复方血栓通胶囊治疗后视力恢复1.0 以上占22%；0.8 以上占35%，总有效率95%

李辛等[6]在《复方血栓通胶囊治疗糖尿病视网膜病变的疗效观察》中指出，给予72例糖尿病视网膜病变患者复方血栓通胶囊（3 粒/次，3 次/天）口服治疗；持续用药3 个月以上，观察患者视力改善情况。结果发现复方血栓通胶囊治疗有效51 例，显效12 例，总有效率87.5%

林佳等[7]在《复方血栓通胶囊联合激光治疗糖尿病视网膜病变有效性和安全性的系统评价》中指出，通过检索中文科技期刊数据库、万方数据库、中国学术期刊全文数据库、PubMed 及 Cochrane Library 数据库，收集有关复方血栓通胶囊治疗 DR 随机或半随机对照试验，纳入6 个随机对照试验采用 RevMan 5.2 软件分析。Meta 分析结果显示对 DR 患者视力、眼底病变、黄斑水肿的治疗效果，以及对玻璃体混浊、视野光敏感度的疗效，复方血栓通胶囊联合激光治疗组均优于单纯激光治疗组

文献方法学质量评价

针对于 RCT 的 Cochrane 风险偏倚评估工具

文献	①	②	③	④	⑤	⑥	⑦
[1]	是	不清楚	不清楚	不清楚	是	不清楚	不清楚
[2]	是	不清楚	不清楚	不清楚	是	不清楚	不清楚
[3]	是	不清楚	不清楚	不清楚	是	不清楚	不清楚
[4]	是	不清楚	不清楚	不清楚	是	不清楚	不清楚

注：①随机序列产生；②分配隐藏；③对研究者和受试者施盲；④研究结果盲法评价；⑤结果数据的完整性；⑥选择性报告研究结果；⑦其他偏倚来源。每个条目按照是、否、不清楚判定

针对于非随机干预性试验的 MINORS 条目

文献	①	②	③	④	⑤	⑥	⑦	⑧	⑨	⑩	⑪	⑫
[5]	2	2	2	2	2	0	2	1	0	0	0	2
[6]	2	2	2	2	2	0	2	1	2	2	2	2

注：①明确的给出了研究目的；②纳入患者的连贯性；③预期数据的收集；④终点指标能恰当的反映研究目的；⑤终点指标评价的客观性；⑥随访时间是否充足；⑦失访率低于5%；⑧是否估算了样本量；⑨对照组的选择是否恰当；⑩对照组是否同步；⑪组间基线是否可比；⑫统计分析是否恰当。每一条分为0~2 分。前8 条针对无对照组的研究，最高分为16分；后4 条与前8 条一起针对有对照组的研究，最高分共24 分。0 分表示未行报道；1 分表示报道了但信息不充分；2 分表示报道了且提供了充分的信息

循证评价证据级别 | Ⅰa

续表

推荐等级与意见	B 级
参考文献	[1] 徐庆良. 复方血栓通胶囊治疗单纯型糖尿病视网膜病变得效果观察. 中国当代医药，2015，22（10）：151–155. [2] 张小露. 复方血栓通胶囊治疗糖尿病视网膜病变的临床观察. 医学前沿，2014，5：146. [3] 程莹雪. 复方血栓通胶囊治疗糖尿病视网膜病变的临床疗效观察. 中国医药指南，2013，11（33）：215–216. [4] 华远峰. 复方血栓通胶囊治疗单纯型糖尿病视网膜病变39例疗效观察. 西部医学，2012，24（2）：336–337. [5] 杨观亮. 复方血栓通胶囊治疗糖尿病视网膜病变临床观察. 中国医学创新，2011，8（14）：164. [6] 李辛，钱峰，刘利娟. 复方血栓通胶囊治疗糖尿病视网膜病变的疗效观察. 中国医药指南，2012，10（12）：666–667. [7] 林佳，田然，雷翔，等. 复方血栓通胶囊联合激光治疗糖尿病视网膜病变有效性和安全性的系统评价. 天津中医药，2014，31（10）：591–595.
产品说明书	【功能主治】活血化瘀，益气养阴。用于治疗血瘀兼气阴两虚证的视网膜静脉阻塞，症见视力下降或视觉异常，眼底淤血征象，神疲乏力，咽干，口干等；以及用于血瘀兼气阴两虚的稳定性劳累型心绞痛，症见胸闷痛、心悸、心慌、气短乏力、心烦口干者
	【用法用量】口服，一次3粒，一日3次
	【规　　格】每粒装0.5g
	【禁忌及注意事项】 1. 孕妇禁用 2. 对本品过敏者禁用 3. 过敏体质者慎服
	【药物相互作用】暂无相关报道
	【药学提示】 个别用药前GPT异常的患者服药过程中出现GPT增高，是否与服用药物有关，尚无结论
不良反应文献报道	暂无相关报道

2　银杏叶片（Yinxinye Pian）用于糖尿病视网膜病变的治疗

超药品说明书使用类型	□给药剂量、频率　□适用人群　■适应证　□给药途径　□疗程
超药品说明书适应证	糖尿病视网膜病变
超药品说明书使用证据类型	□治疗指南　□临床路径　□专著、教材　□系统评价或 Meta 分析　□专家共识　■随机对照的临床研究　□非随机干预性研究（队列研究，病例对照研究）　□病例报告　□中医名家临证经验
中医辨证证候分型	血瘀证

续表

证据说明	吴阳飞[1]在《六味地黄丸联合银杏叶片防治 2 型糖尿病早期视网膜病变》中，选取 2013 年 1 月至 2015 年 1 月于我院内分泌科门诊进行治疗的 2 型糖尿病患者 82 例 82 眼，依据随机数字表法随机分为观察组和对照组，每组 41 例 41 眼。对照组给予常规西医治疗，观察组在对照组治疗的基础上给予六味地黄丸联合银杏叶片治疗，六味地黄丸一次 8 丸，3 次/天；银杏叶片一次 2 片，3 次/天。连续治疗 24 个月。本次研究显示：观察组患者糖尿病视网膜病变新增率以及进展率均低于对照组，缓解率高于对照组，组间差异有统计学意义（$P < 0.05$）。两组患者血糖、血压以及糖化血红蛋白治疗前后不具有显著差异，组间差异不具有统计学意义（$P > 0.05$）。两组患者不良反应发生率差异无统计学意义（$P > 0.05$）。表明六味地黄丸联合银杏叶可以有效控制 2 型糖尿病早期视网膜病变新增率、进展率，提高缓解率，药物安全性高，具有进一步临床研究的意义 安晓飞等[2]在《六味地黄丸联合银杏叶片防治 2 型糖尿病早期视网膜病变临床观察》中选取 2008 年 3 月至 2010 年 11 月 140 例 T2DM 门诊患者，随机分为治疗组及对照组，每组 70 例，两组均给予西医基础治疗（控制血糖、血压等），治疗组给予六味地黄丸（8 例/次，3 次/天）联合银杏叶片（19.2mg/次，3 次/天），对照组给予六味地黄丸安慰剂加银杏叶片安慰剂，每月随访观察，连续治疗 24 个月，收集两组一般人口学资料，治疗前后血糖代谢指标、血压、血脂及 DR 情况进行统计分析。本研究显示：两组治疗前后血糖代谢指标、血压、血脂水平比较，差异无统计学意义（$P > 0.05$）。治疗组治疗后 DR 新增率 [3.1%（2/64）] 低于对照组 [18.6%（11/59），$P < 0.05$]；治疗组 DR 患病率 [6.3%（4/64）] 低于对照组 [20.0%（13/59），$P < 0.05$]。表明六味地黄丸及银杏叶片对 2 型糖尿病早期视网膜病变有较好的防治作用

文献方法学质量评价	针对于 RCT 的 Cochrane 风险偏倚评估工具

文献	①	②	③	④	⑤	⑥	⑦
[1]	是	不清楚	不清楚	不清楚	不清楚	不清楚	不清楚
[2]	不清楚	不清楚	是	不清楚	不清楚	不清楚	不清楚

注：①随机序列产生；②分配隐藏；③对研究者和受试者施盲；④研究结果盲法评价；⑤结果数据的完整性；⑥选择性报告研究结果；⑦其他偏倚来源。每个条目按照是、否、不清楚判定

循证评价证据级别	Ⅱb
推荐等级与意见	B 级
参考文献	[1] 吴阳妃. 六味地黄丸联合银杏叶片防治 2 型糖尿病早期视网膜病变. 国际眼科杂志, 2017, 17 (6): 1127 - 1129. [2] 安晓飞, 赵越, 余江毅. 六味地黄丸联合银杏叶片防治 2 型糖尿病早期视网膜病变临床观察. 中国中西医结合杂志, 2016, 36 (6): 674 - 677.

续表

产品说明书	【功能主治】活血化瘀通络。用于瘀血阻络引起的胸痹心痛、中风、半身不遂、舌强语謇；冠心病稳定型心绞痛、脑梗死见上述证候者
	【用法用量】口服。一次 2 片，一日 3 次，或遵医嘱
	【规　　格】每片含总黄酮醇苷 9.6mg、萜类内酯 2.4mg
	【禁忌及注意事项】尚不明确
	【药物相互作用】暂无相关报道
	【药学提示】无
不良反应文献报道	银杏叶片不良反应主要有过敏反应，荨麻疹，剥脱性皮炎，粒细胞减少 【参考文献】 [1] 程宋琦，金奕. 银杏叶片引起过敏反应 1 例. 中国临床药学杂志，2003，12（3）：182. [2] 黎伟. 银杏叶片引起急性荨麻疹 1 例. 临床皮肤科杂志，1997，26（5）：342. [3] 张卫，杜祥华. 口服银杏叶片出现剥脱性皮炎 1 例. 中国新药与临床杂志，2000，19（2）：157. [4] 邓晓玲，王平. 口服银杏叶片致粒细胞减少 1 例. 时珍国医国药，2001，12（10）：916.

3　注射用血栓通（冻干）（Zhusheyong Xueshuantong）用于糖尿病视网膜病变的治疗

超药品说明书使用类型	□给药剂量、频率 □适用人群 ■适应证 □给药途径 □疗程
超药品说明书适应证	糖尿病视网膜病变
超药品说明书使用证据类型	□治疗指南　□临床路径　□专著、教材　□系统评价或 Meta 分析 □专家共识　■随机对照的临床研究　□非随机干预性研究（队列研究，病例对照研究）　□病例报告　□中医名家临证经验
中医辨证证候分型	气阴两虚，脉络瘀阻证
证据说明	李红[1]《视网膜激光光凝术联合注射用血栓通治疗糖尿病视网膜病变 56 例》中，将Ⅲ期糖尿病视网膜病变患者 112 例（178 只眼）随机均分为 A 组和 B 组，A 组单用光凝治疗，B 组以光凝治疗联合注射用血栓通。观察治疗后 2 周及 3 个月时患者的血液流变学指标、眼动脉血流动力学指标、视力及眼底荧光血管造影变化。结果显示，治疗后 B 组血液流变学等各项指标均优于 A 组，临床疗效也明显优于 A 组（P <0.01）。提示光凝术联合注射用血栓通治疗糖尿病视网膜病变的疗效比单用光凝术更好
	易银武等[2]《穴位注射血栓通联合视网膜激光光凝术治疗 DR 的疗效》中，随机选取 119 例严重的非增殖期糖尿病视网膜病变合并黄斑水肿的患者和增殖期糖尿病视网膜病变患者，随机分为 A、B 两组，其中 A 组 101 眼，B 组 95 眼，A 组为治疗组，予以穴位注射血栓通联合视网膜激光光凝术，每日行 1 次穴位注射，两组穴位交替进行，以 10 天为 1 个疗程，中间间隔 5 天，共治疗 3 个疗程；B 组为对照组，予以单纯视网膜激光光

续表

<table>
<tr><td rowspan="2"></td><td>凝术。结果显示，治疗组有效率为87%，对照组为63%，且A组各期DR的疗效均优于对照组，差异具有统计学意义。提示穴位注射血栓通联合视网膜激光光凝术治疗DR效果明显优于单纯视网膜激光光凝术，是一种治疗DR行之有效方法</td></tr>
</table>

文献方法学质量评价	针对于 RCT 的 Cochrane 风险偏倚评估工具						
	文献	①	②	③	④	⑤	⑥	⑦
	［1］	是	不清楚	不清楚	不清楚	不清楚	不清楚	不清楚
	［2］	是	不清楚	不清楚	不清楚	不清楚	不清楚	不清楚
	注：①随机序列产生；②分配隐藏；③对研究者和受试者施盲；④研究结果盲法评价；⑤结果数据的完整性；⑥选择性报告研究结果；⑦其他偏倚来源。每个条目按照是、否、不清楚判定							

循证评价证据级别	Ⅱa
推荐等级与意见	B 级
参考文献	［1］ 李红. 视网膜激光光凝术联合注射用血栓通治疗糖尿病视网膜病变 56 例. 中国药业，2013，16（23）：51－52. ［2］ 易银武，吴振凯，胡昌波等. 穴位注射血栓通联合视网膜激光光凝术治疗 DR 的疗效. 国际眼科杂志，2013，13（05）：1020－1022.
产品说明书	【功能主治】活血祛瘀，通脉活络。用于瘀血阻络，中风偏瘫，胸痹心痛及视网膜中央静脉阻塞症
	【用法用量】临用前用注射用水或氯化钠注射液适量使溶解 静脉注射：一次 150mg，用氯化钠注射液 30～40mL 稀释。一日 1～2 次，或遵医嘱 静脉滴注：一次 250～500mg，用 5% 或 10% 葡萄糖注射液或氯化钠注射液 250～500mL 稀释。一日 1 次，或遵医嘱 肌内注射：一次 150mg，用注射用水稀释至 40mg/mL。一日 1～2 次，或遵医嘱 理疗：一次 100mg，加入注射用水 3ml，从负极导入
	【规　　格】每支装 100mg；150mg；250mg
	【不良反应】 1. 全身性损害：发热、寒战、过敏样反应、过敏性休克 2. 呼吸系统损害：胸闷、呼吸困难、呼吸急促、哮喘、喉水肿等 3. 皮肤及其附件损害：皮疹、瘙痒、剥脱性皮炎等 4. 心率及心律紊乱：心悸、心动过速等 5. 中枢及外周神经系统损害：头晕、头痛、抽搐、震颤等 6. 胃肠系统损害：恶心、呕吐等 7. 心血管系统损害：发绀、潮红、血压下降、血压升高等 8. 其他损害：血尿、肝功能异常等

续表

	【禁　忌】 1. 人参和三七过敏者禁用 2. 对本品过敏者禁用 3. 出血性疾病急性期禁用
	【注意事项】 1. 本品为活血、通脉祛瘀药物，用药期间有个别患者出现轻微面部潮红或头胀痛属于正常反应，一般可继续用药 2. 本品可能引起过敏性休克，用药后一旦出现过敏反应或者其他严重不良反应，应立即停药并给予适当的治疗；发生严重不良反应的患者须立即给予肾上腺素紧急处理，必要时应吸氧、静脉给予激素，采用包括气管内插管在内的畅通气道等治疗措施 3. 本品应单独使用，严禁与其他药品混合配伍。如确需要联合使用其他药品时，应谨慎考虑用药间隔以及药物相互作用等问题 4. 有出血倾向者慎用，孕妇、月经期妇女慎用；过敏体质者、肝肾功能异常者、初次使用中药注射剂的患者应谨慎使用，加强监测 5. 连续给药不得超过 15 天，停药 1～3 天后可进行第二疗程
	【药物相互作用】 尚无本品与其他药物相互作用的信息
不良反应文献报道	陈颖等检索 2000－2009 年广西自治区药品不良反应数据库，对检索到的 102 例注射用血栓通不良反应报告进行回顾性分析。结果显示，注射用血栓通的不良反应以皮肤及其附件损害和过敏样反应、药物热为主。与患者的过敏体质、药物剂量及静脉滴注速度有关。 【参考文献】 [1] 陈颖，林昊. 注射用血栓通致不良反应 102 例分析. 医药导报，2011，30（5）：677－680.

第十四章 耳鼻咽喉疾病

1 藿香正气口服液 (Huoxiangzhengqi Koufuye) 用于慢性鼻-鼻窦炎的治疗

超药品说明书使用类型	□给药剂量、频率 □适用人群 ■适应证 □给药途径 □疗程
超药品说明书适应证	慢性鼻-鼻窦炎
超药品说明书使用证据类型	□治疗指南 ■临床路径 □专著、教材 □系统评价或 Meta 分析 □专家共识 □随机对照的临床研究 □非随机干预性研究（队列研究，病例对照研究） □病例报告 □中医名家临证经验
中医辨证证候分型	脾胃湿热证：此类患者表现为鼻塞重而持续，鼻涕黄浊而量多，嗅觉减退。兼头昏闷，或头重胀，倦怠乏力，胸脘痞闷，纳呆食少。舌质红，苔黄腻，脉滑数
证据说明	国家中医药管理局医政司[1]2012 年颁布的《24 个专业 104 个病种中医诊疗方案》中，鼻渊（慢性鼻-鼻窦炎）辨证属脾胃湿热证者，推荐使用的中成药为藿香正气口服液
文献方法学质量评价	无
循证评价证据级别	Ⅰa
推荐等级与意见	A 级
参考文献	[1] 国家中医药管理局医政司. 24 个专业 104 个病种中医诊疗方案. 2012.
产品说明书	【功能主治】解表化湿，理气和中。用于外感风寒、内伤湿滞或夏伤暑湿所致的感冒，症见头痛昏重、胸膈痞闷、脘腹胀痛、呕吐泄泻；胃肠型感冒见上述证候者 【用法用量】口服。一次 5~10mL，一日 2 次，用时摇匀 【规　　格】每支装 10mL 【禁忌及注意事项】 1. 对本品过敏者禁用，过敏体质者慎用 2. 有高血压、心脏病、肝病、糖尿病、肾病等慢性疾病，儿童、孕妇、哺乳期妇女、年老体弱及正在使用其他药品者，服用前应咨询医师或药师 【药物相互作用】 1. 不宜与滋补性中药同时服用 2. 不宜与乳酶生、酵母菌等消化酶类药物同用

续表

	【药学提示】 1. 服药期间忌烟、酒及辛辣、生冷、油腻食物，饮食宜清淡 2. 不宜长期服用
不良反应文献报道	据文献统计，使用藿香正气水有发生颜面或全身潮红、过敏性休克、戒酒硫样反应、发热、低血糖、抽搐、昏迷、烦躁不安、头痛、药疹、多汗、过敏性紫癜、胸闷、心率加快、心悸、恶心、呕吐、消化道出血、肝损害、呼吸困难等不良反应 【参考文献】 [1] 雷光远，雷招宝. 藿香正气水致不良反应/不良事件 101 例分析. 中成药，2012，34（11）：2268.

2　玉屏风颗粒（Yupingfeng Keli）用于过敏性鼻炎的治疗

超药品说明书使用类型	□给药剂量、频率　□适用人群　■适应证　□给药途径　□疗程
超药品说明书适应证	过敏性鼻炎
超药品说明书使用证据类型	■治疗指南　□临床路径　□专著、教材　□系统评价或 Meta 分析 □专家共识　■随机对照的临床研究　□非随机干预性研究（队列研究，病例对照研究）　□病例报告　□中医名家临证经验
中医辨证证候分型	肺气虚寒型：鼻痒，打喷嚏，清涕如水，鼻塞，嗅觉减退，畏风怕冷，自汗，气短懒言，语声低怯，面色苍白，或咳嗽痰稀，舌质淡，舌苔薄白，脉细弱
证据说明	刘大新[1]在《中医临床诊疗指南释义. 耳鼻咽喉疾病分册》中指出，治疗鼻鼽中成药可用玉屏风颗粒，适用于肺气虚寒证及脾气虚弱证 陈莉等[2]在《西替利嗪联合玉屏风散治疗过敏性鼻炎疗效分析》中，采用随机数字表法，将 120 例 AR 患者分为 2 组，每组 60 例，对照组口服西替利嗪 1 次/天，10mg/次；观察组在对照组基础上，水煎服玉屏风散 1 剂/天，早晚各服 1 次，共 400mL。连续用药 14 天为 1 个疗程。观察组治疗 1 个疗程和 2 个疗程后总有效率分别达到 83.33% 和 95%，显著高于对照组；鼻塞、鼻痒、喷嚏和流涕症状消失的时间分别为（6.12 ± 2.43）天、（7.65 ± 2.59）天、（3.27 ± 1.86）天和（3.11 ± 1.42）天，均显著早于对照组个症状的消失时间（$P < 0.05$）；症状体征总积分为（2.57 ± 1.04）分，显著低于对照组（3.86 ± 1.20）分（$P < 0.05$）；总不良反应率和复发率仅为 6.67% 和 11.67%，显著低于对照组（$P < 0.05$）。表明西替利嗪联合玉屏风散治疗过敏性鼻炎，起效快，效果好，不良反应少，临床疗效确切

文献方法学质量评价	针对于 RCT 的 Cochrane 风险偏倚评估工具						
	文献	①	②	③	④	⑤	⑥	⑦
	[2]	是	不清楚	不清楚	不清楚	不清楚	不清楚	不清楚

注：①随机序列产生；②分配隐藏；③对研究者和受试者施盲；④研究结果盲法评价；⑤结果数据的完整性；⑥选择性报告研究结果；⑦其他偏倚来源。每个条目按照是、否、不清楚判定

续表

循证评价证据级别	Ⅰa
推荐等级与意见	A 级
参考文献	［1］刘大新. 中医临床诊疗指南释义. 耳鼻咽喉疾病分册. 北京：中国中医药出版社，2015. ［2］陈莉，陈显文. 西替利嗪联合玉屏风散治疗过敏性鼻炎疗效分析. 世界中医药，2014（7）：880－882.
产品说明书	【功能主治】益气、固表、止汗。用于表虚不固，自汗恶风，面色㿠白，或体虚易感风邪者
	【用法用量】开水冲服，一次5g，一日3次
	【规　　格】每袋装5g
	【禁忌及注意事项】 1. 忌油腻食物 2. 本品宜饭前服用 3. 按照用法用量服用，小儿、孕妇、高血压、糖尿病患者应在医师指导下服用 4. 服药二周或服药期间症状无明显改善，或症状加重者，应立即停药并去医院就诊 5. 对本品过敏者禁用，过敏体质者慎用 6. 本品性状发生改变时禁止使用 7. 儿童必须在成人监护下使用 8. 请将本品放在儿童不能接触的地方 9. 如正在使用其他药品，使用本品前请咨询医师或药师
	【药物相互作用】尚不明确，如与其他药物同时使用可能会发生药物相互作用，详情请咨询医师或药师
	【药学提示】无
不良反应文献报道	暂无相关报道

附录

《中成药超说明书使用循证评价》
技术操作规范

史楠楠，申长春，曾宪涛，何立群，胡元会，姜良铎，李博，马融，

戎萍，商洪才，史录文，王雪峰，王燕平，林丽开，王永炎

关键词：中成药；超说明书；循证；规范
Key words：Chinese patent medicine；Off – label；Evidence – based；Specification

医学作为一门以科学技术为手段的学科，在探索与尝试中不断前进，其发展必然促进药物在临床使用中不断有新的发现和经验积累。"超说明书用药"具有一定的临床合理性与必要性，是发现新的药物用途的重要途径之一。但前提是应本着对患者负责的态度，规范超说明书用药行为，使其逐步走向科学化、规范化的轨道[1-2]。

中成药存在比西药更多超说明书使用的情况。中药不同于化学合成的西药，不但每种药物的成分不够明确，而且又需要多种药物相互作用协同起效，作用机理更为复杂，因此不良反应、禁忌等的观察与分析，难度颇大；再加上临床试验受试者有限（通常不超过 3 000 例），导致中成药说明书中存在的问题更多[3]，超说明书使用时应更为谨慎。因此急需一个有针对性的指导方案。

近年来，由于循证医学的迅猛发展，临床医学研究和实践发生了巨大转变，由原有的经验医学模式向循证医学模式发展，被喻为 21 世纪临床医学的一场深刻革命[4]。应用循证医学构建中医临床研究评价体系，其思路是在中医药基本理论的指导下，从中医药的临床优势和特点出发，应用包括临床流行病学、循证医学及信息技术在内的方法和技术，建立充分反映中医药临床疗效优势的临床研究评价方法、综合指标体系和标准[5]。鉴于此，中成药超说明书使用的循证评价尤为重要。本文针对中成药说明书的循证评价方法，探索性提出一套技术方案，本方案共有 6 个步骤，采用循证证据、专家共识、数据挖掘、生物信息的方法，从不同角度收集中成药使用的相关证据并进行综合，旨在为中成药的合理使用提供坚实的证据支持。现将技术方案讨论于下，仅供参考。

1　建立工作小组

在循证评价工作开始之前，应组建工作小组，以确保中成药超说明书使用循证评价工作顺利进行。

工作小组应涵盖以下几类人员：

（1）临床专家：考虑到中成药的使用人群，临床专家应包括中医专家和西医专家，这些人员应对有可能遇见的临床问题进行识别并加以处理；

（2）方法学专家：主要包括循证方法学、临床流行病学、文献学、统计学、经济

学等相关研究领域专家，这些人员确保循证评价的方法学质量并提供相应的技术支持；

（3）研究人员：主要由具有专业背景的研究人员组成，负责编辑、联络协调、准备相关文件、数据处理、文献分析等。

（4）编辑传播人员：期刊编辑人员确保评价的相关产品清晰明了，以利于不同层次受众接受的方式进行撰写和呈列。

（5）政府决策人员：政府相关的行政决策机构人员的参与，从决策层面保证评价进行的科学、合理与需求性。

（6）企业人员：医药制造公司以及与公共卫生相关的商业人员参与，从企业层面进一步保证药品的安全性与需求性。

工作小组应设立组长、副组长、负责顶层设计，最终决策及组织协调。

为了确保评价工作的真实性，工作小组所有成员的个人信息及在本工作中分工应作为独立文件清楚记录（附件1）。

2　获得临床文献并建立数据库

2.1　纳入标准和除外标准

根据研究目的，制定详细的纳入标准和除外标准。建议按 PICOS 原则制定，如有需要可以根据文献检索情况进行修正。由于中医临床证据的特点，检索临床文献的研究类型不应仅局限于传统高级别证据的研究类型，如系统综述、随机对照试验，还应包括半随机对照试验、观察性试验、个案报道等。

2.2　文献检索

获得全面的临床文献数据是进行综合评价的开始，文献获得的全面性直接影响最终评价结果的客观性、准确性，因此有必要全面搜集待评价的专题文献。

2.2.1　文献检索范围

基于 PICOS 原则，制定检索策略，对中医优势病种相关高频中成药上市以来相关临床研究文献进行系统检索。中医临床研究文献的范围应覆盖中文、英文临床研究文献。文献数据库可选择权威性较高的综合性医学数据库及专业数据库，避免选择过多数据库造成文献重复。建议电子检索至少检索 PubMed、Embase 等国外数据库，中文电子数据库有中国生物医学文献数据库、万方、维普、中国学术文献网络出版总库等，根据需要增加手工检索。

2.2.2　中医名家的临证经验

中医与西医不同，名家的临证经验也是宝贵的证据来源。相应收集相关的中医名家临床经验，亦有助于进行全面评价。

2.3　文献筛选

根据事先制定的标准进行文献筛选。一般要求至少两名人员独立选择，鉴于某一领域的专家先入为主的观念会影响到他们的判断，两名评价者最好由一名专家和一名非专家组成[6]。

建议采用 PRISMA （2009 年版）[7]流程图清晰记录整个文献筛选到证据纳入过程，增强循证评价的真实性、可溯源性（附件2）。

2.4　数据提取

"数据"是指与研究相关的任何内容，包括一般情况，如研究者、刊物、发表年限等，研究基本特征，如研究对象、干预措施（治疗与对照）、测量结局、随访时间、实施地点等，研究设计与实施方法，如随机对照盲法等。评价者需要事先制定策略如何获得这些数据。数据收集表格可分为电子版与纸版两种形式，两种各有利弊，评价者根据实际情况选用。最好由两名以上的评价者提取数据，可以减少评价者偏倚。建议采用"双人独立提取法"[6]。

2.5　文献质量评价

对最终纳入的研究文献进行严格评价，筛选高质量的临床研究作为证据。对检索到的文献进行评价主要是侧重对临床研究的方法学质量的评价，根据不同的临床研究类型，采取不同的国际公认的评价工具进行文献质量评价，具体可参考相关文献[8-12]。

2.6　证据分级

迄今为止，不同国家地区和国际组织已建立了多个证据分级标准。考虑到中医临床研究的特点，我们推荐使用传统医学证据分级体系[13]。这一证据体系已被成功地应用在《中医循证临床实践指南》的制定过程当中（附件3）。

临床实践指南是现有证据的最佳综合形式，在进行检索时，应注意对已有临床实践指南评价的检索。并应使用国际公认的评价工具 AGREE Ⅱ[14]，内容评价将由工作小组根据循证评价的主题内容进行综合评价，确定是否能纳入。

3　专家共识

采用德尔菲法获得临床专家对中医优势病种相关的高频中成药超说明书使用的共识意见。

3.1　问卷设计

问卷主体内容应包括以下几个方面：①超适应症，包括疾病和证候；②超剂量；③超疗程；④超给药途径；⑤超适用人群。第一轮问卷设计为半开放式问卷，用来更好的收集专家观点。之后的各轮次问卷将在第一轮半开放式问卷的基础上进行改进。问卷可以以文献证据为基础，进行编制。

3.2　专家选择

德尔菲法选择的专家人数应根据研究项目的规模和精度而定，人数太少则限制了学科的代表性，人数太多则难以组织，数据处理复杂且工作量大。对专家的选择应遵从以下3个原则：权威性、地域性、重视临床一线专家。尽量确保通过德尔菲法收集的专家经验能够为中成药超说明书用法内容提供临床实用、贴近地域医疗及法律环境的有效经验。

3.3　问卷调查轮次

德尔菲法问卷调查的轮次由专家意见的共识度决定。一般专家共识度设定为70%～90%之间。轮次将不断进行，征得专家的意见之后，进行整理、归纳、统计，再反馈给专家，再次征求意见，再集中，再反馈，直至所有条目到达设定的共识度为止。

4　数据挖掘（可选方法）

采用数据挖掘的方法找出在中医临床研究文献中出现的高频信息及协同出现的高频信息，我们认为这些信息在一定程度上反应了科研工作者对他们的重视程度，这些信息可以在某些重要内容缺乏必要文献证据时提供客观支持数据。

4.1　文本数据收集

对常用中文数据库进行检索，纳入中成药治疗中医优势病种的所有临床研究文献，使用文本挖掘技术进行信息收集，主要包括三方面的内容：①高频中成药相关联的西医疾病；②高频中成药相关联的中医证候；③高频中成药的给药途径。

4.2　文本数据处理

将收集来的文献以编码格式保存，然后对非结构化的文本数据进行信息提取，提取的信息主要是机标关键词，提取出来的数据首先存入 ACCESS 数据库，作为下一步数据处理的基础数据，然后导入 Microsoft SQL Server 中进行下一步的挖掘分析。

4.3　数据挖掘及分析

使用关键词组合算法从初始数据中提取共同出现的关键词对，并使用构造关键词对频数统计的算法进行降噪处理，并计算出每个关键词的频数，再将关键词对输出到专门的数据表中。

4.4　数据的可视化

根据数据挖掘以及分析中得到的数据表抽出不同频数的关键词对，根据中成药间相关频次手工分类，用软件进行可视化处理。根据数据量的具体情况，使用数据切片算法[15]，挑选相应频次的数据进行使用。

5　生物信息学预测药物联合使用效应（可选方法）

利用生物信息学的方法对中成药超说明书使用的情况下，与常用西药联用的协同作用进行预测，为超说明书使用中成药的用药安全提供参考。

6　证据综合

综合文献证据、专家共识、数据挖掘以及生物信息学的结果，根据证据的强度，对中成药超说明书的临床使用进行推荐。我们结合国际通用的推荐强度标准参考中成药证据的特点制定了中成药超说明书使用的推荐强度（附件4）。

循证评价流程图：

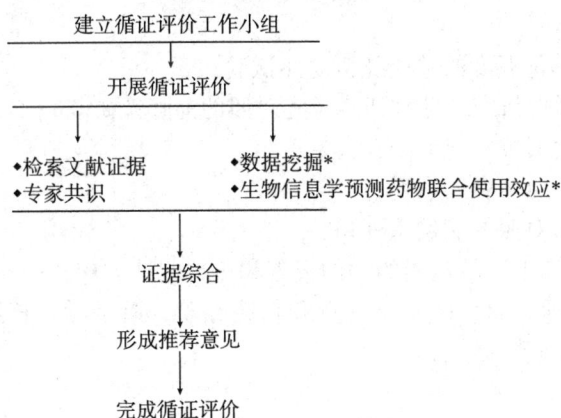

建立循证评价工作小组

开展循证评价

◆检索文献证据　　　　◆数据挖掘*
◆专家共识　　　　　　◆生物信息学预测药物联合使用效应*

证据综合

形成推荐意见

完成循证评价

*为可选的技术评价内容

附件

1. 循证评价工作小组成员信息

慢性胃炎循证评价工作小组

组长：×××

成员：×××

个人信息：

×××（中国中医科学院西苑医院），男，研究生，主任医师，中医内科学专业，中华中医药学会会员，循证评价工作组组长，主要负责循证评价的总体设计。

2. 文献证据筛选流程图

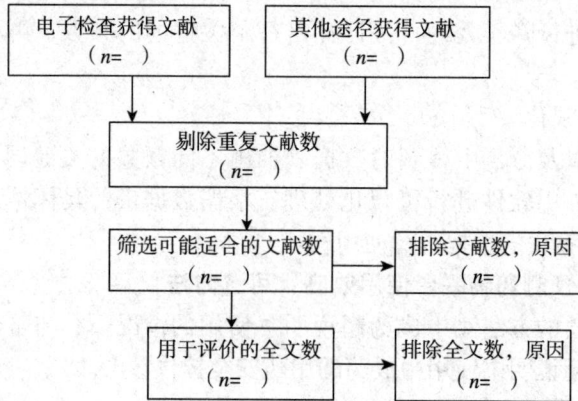

3. 证据分级标准

证据分级标准参考《传统医学证据体的构成及证据分级的建议》，本指南结合临床实际作适当修订。

Ⅰa：由随机对照试验、队列研究、病例对照研究、病例系列这四种研究中至少两种不同类型的研究构成的证据体，且不同研究结果的效应一致；实施较好的 Meta 分析或系统评价；

Ⅰb：具有足够把握度的单个随机对照试验；

Ⅱa：非随机对照研究或队列研究（有对照的前瞻性研究）；

Ⅱb：病例对照研究；

Ⅲa：历史性对照的病例系列；

Ⅲb：自身前后对照的病例系列；

Ⅳ：长期在临床上广泛运用的病例报告和史料记载的疗法；专家共识意见；

Ⅴ：未经系统研究验证的专家观点和临床经验，以及没有长期在临床上广泛运用的病例报告和史料记载的疗法。

4. 推荐强度

强：证据可靠，推荐使用。Ⅰ类证据支持；已发布的指南或专家共识意见中有记载；专家共识意见支持；数据挖掘结果支持；预测结果排除联合用药减效副作用或提示有增效作用。满足其中3项。

中：证据有一定可靠性，可以采用。Ⅱ级或Ⅲ级证据支持；或专家共识意见支持。

弱：证据可靠性较差，可供参考。Ⅳ级或Ⅴ级证据支持。

参考文献

［1］黄亮，申向黎，陈力，等．正确认识并有效规范超说明书用药行为［J］．中国医院药学杂志，2009，28（11）：949－951.

［2］李玉堂，杨昌云，王佳坤，等．超说明书用药原因分析及对策［J］．医药导报，2012，30（3）：400－402.

［3］钟萌．中成药说明书与用药安全相关探讨［J］．中国中医药信息杂志，2011，17（12）：94－95.

［4］查仲玲，熊方武，傅鹰．循证医学：21世纪临床医学的革命［J］．药物流行病学杂志，2002，10（3）：113－117，164

［5］王永炎，刘保延，谢雁鸣．应用循证医学方法构建中医临床评价体系［J］．中国中医基础医学杂志，2003，8（3）：17－23.

［6］张天嵩，董圣杰，周支瑞．高级Meta分析方法：基于Stata实现［M］．上海：2015

［7］Moher D，Liberati A，Tetzlaff J，et al. Preferred reporting items for systematic reviews and Meta－analyses：The PRISMA statement［J］. Ann Intern Med；2009；151（4）：264－269

［8］Shea BJ，Grimshaw JM，Wells GA，et al. Development of AMSTAR：a measurement tool to assess the methodological quality of systematic reviews［J］. BMC Med Res Methodol，2007，7（1）：3－10.

［9］Jadad AR，Moore RA，Carroll D，et al. Assessing the quality of reports of randomized clinical trials：is blinding necessary？［J］. Control Clin Trials，1996，17（1），1－12.

［10］von Elm E，Altman DG，Egger M，et al. Strengthening the Reporting of Observational Studies in Epidemiology（STROBE）statement：guidelines for reporting observationalstudies［J］. Int J Surg，2014，12（12）：1495－1499.

［11］Gagnier JJ，Kienle G，Altman DG，et al. The CARE guidelines：consensus－based clinical case reporting guideline development［J］. Glob Adv Health Med，2013，2（5）：38－43.

［12］屈云，何俐，刘鸣．Cochrane系统评价的基本方法［J］．中国临床康复，2003，6（4）：532－533，536.

［13］Liu JP. The composition of evidence body of traditional medicine and recommendations for its evidencegrading［J］. Zhongguo Zhong Xi Yi Jie He Za Zhi，2007，27（12）：1061－1065.

［14］Brouwers MC，Kho ME，Browman GP，et al. AGREE II：advancing guideline development，reporting，and evaluation in health care［J］. Prev Med，2010，51（5）：421－424.

［15］Zheng G，Jiang M，He X，et al. Discrete derivative：a data slicing algorithm for exploration of sharing biological networks between rheumatoid arthritis and coronary heart disease［J］. BioData Min，2011，4（18）．

【本文刊载于《中国研究型医院》2017年4卷4期56～61页】

药品名称索引